やってはいけないがん治療

医者は絶対書けないがん医療の真実

ジャーナリスト
岩澤倫彦

世界文化社

目次

第3章 信じてはいけない「代替療法&都市伝説」

第4章 つい信じてしまう「がんフェイク情報」の共通点

第5章 日本人の9割が知らない「がん終末期医療」の現場

第6章　早期発見できない「がん検診」のカラクリ

第7章

ダメ医者に騙されない「賢いがん患者」術

はじめに

がんについて、みなさんはこんな話を聞いたり、読んだりしたことはありませんか？

1「がん検診の結果、異常ナシだったので安心した」
2「自由診療のがん治療は、保険適用の診療よりもレベルが高い」
3「手術や放射線の治療をすると、がんが暴れてかえって早死にする」
4「抗がん剤は毒なので、身体を弱らせるだけ。拒否すべき」
5「ステージ4は末期なので、延命治療しかない」
6「がんのエサは糖だから、糖質制限をやればがんは消える」
7「緩和ケアは終末期になった時にだけ受ける医療」

ここに挙げた中で、本当だと思うことは1つくらいあるのではないでしょうか。

実は、1〜7はすべて「まちがい」です。

しかし、こうした誤った情報を本気で信じている人はとても多いのです。

がん患者と医療現場の取材を長年にわたって重ねていくうちに、いわゆる「がんの知識」で「常識」と思われていることが、医療現場と一般の方では大きな認識のズレがあることに気づきました。

例えば、みなさんが毎年がん検診を受ける目的は、「がんを早期発見するため」だと思います。けれども現在、行われているがん検診は、決して早期発見にベストな検査ではありません。

「やってはいけない」がん検診、検査がある

毎年必ず、肺がんの「レントゲン検査」を受けていながら、発見された時には完治できないほどに進行していた男性がいました。取材当時は、まだ40代。

家族との時間を大切にする、ユーモアあふれる人柄で、笑顔が印象的な人でした。

彼の「レントゲン検査」の画像を、肺がんが見つかった2年前まで遡って取り寄

せ、専門医に確認してもらいました。すると、肋骨と重なった位置に「肺がん」があったために、大きく進行するまで発見できなかった可能性が高いことがわかったのです。

このように「レントゲン検査」は骨や心臓などが死角となって、早期の小さな肺がんを見落としてしまうという検査です。

実は、このことは以前から多くの専門医たちに指摘されていました。

まだ、ごく一部ですがレントゲン検査の代わりとして、死角がない「CT検査」を、長野県松本市など導入している自治体も一部あります。仮に、この男性が「CT検査」を受けていれば、もっと早期に肺がんが発見されたかもしれません。

「自分と同じ思いは、他の人にしてほしくない」

男性は、取材に応じた理由をこう話してくれました。

最後に彼と会ったのは、愛娘の七五三の時です。参拝した神社で随分と長い間、手を合わせている彼の横顔を、娘が無邪気に見上げていました。

男性は、7年間にわたってイレッサなどの抗がん剤治療を受けながら仕事を続け、最期は自宅で妻と娘に見守られて旅立ちました。

バリウム、マンモグラフィ検査の見逃し

胃がん検診の大半を占めるのが「バリウム検査」です。ある検診団体の調査では、「見逃し率＝45％」だったことが判明しました。また、新潟市の調査では胃がん発見率は、内視鏡検査より3倍も低かったのです。

この結果では、胃がんの早期発見を期待することは難しいでしょう。さらに無視できないのは、検査による重大事故が頻発していることです。大腸の中でバリウムが固着したことによる「穿孔《せんこう》」は、年間約80件超（2018年）ありました。また、検査台から落下するなどの死亡事故も相次いでいます。

乳がん検診のマンモグラフィ検査にも大きな課題があります。

日本人女性の約4割は、乳腺の密度が「高濃度」、もしくは「不均一高濃度」の「デンスブレスト」というタイプの乳房なのをご存じでしょうか（愛知県の調査）。「デンスブレスト」の乳房の場合、マンモグラフィ検査では、密集する乳腺に「病変」が隠れてしまい、見逃されるケースがあるのです。

よって「デンスブレスト」タイプの方は、マンモよりも、エコーやＭＲＩなどの検査のほうが、早期に発見できる可能性が高いことがわかっています。

しかし、検診団体は受診された方が「デンスブレスト」タイプであっても、その旨を本人に伝えていません。

このように、**たとえがん検診を毎年受けて「異常なし」という検査結果が届いても、決して安心できないのです。** 年齢で区分されて、全員一律で同じ検査を受ける現在のがん検診では、自分の命を守れないことを知ってください。

「フェイク情報」を発信して金を稼ぐ人々

「野菜ジュースでがんが消えた」「末期がんでも諦めない」「免疫による副作用のない優しい治療」「最先端のがん治療」「ナチュラルキラー細胞を活性化」……。

インターネットや書籍には、とんでもないウソや、貴重な治療のタイミングを失わせる悪質な理論などがあふれています。

そうした情報の発信者を詳しく調べてみると、**がん患者をだまして金を稼ぐ、ハイ**

エナのような人間たちでした。その中には、医者も少なからず存在しています。

彼らは確信犯的に誤った情報を流して、高額な自由診療に誘い込んだり、命を左右するウソが書かれた本を売りさばいたりするのです。

「平気で患者をだます医者」は存在する！

こうした罠にかかって、助かるはずの命を失ってしまった人がいます。

2年前、都内在住の70代女性は、「早期の乳がん」と診断されました。がん診療拠点病院の乳腺外科医からは「手術を受ければ、5年生存率は97％」と言われて、再発予防の抗がん剤も勧められました。

これを聞いて安堵した夫に対して、女性は「近藤誠先生に会いたい」と言いました。近藤誠医師は「がん放置療法の勧め」「抗がん剤は効かない」といった趣旨の著書で、がん患者に大きな影響を与え続けている人物です。のちに判明しましたが、女性は彼の本を読んで、手術や抗がん剤に対して強い恐怖感を抱いていたようです。

最終的に、女性はセカンドオピニオンとして受診した、自由診療クリニックによる治療を選びました。医者が、自信たっぷりにこう言ったからです。

「手術をしなくても、3ヶ月でがんは消えます」

女性は手術の予定をキャンセルしてクリニックに入院、ハイパーサーミア（温熱療法）とファスティング（断食療法）という治療を始めました。すると、見計らったようにその医者は「合計600万円の治療が必要」と告げたそうです。

この段階で、困り果てた女性の夫から、私は相談を受けました。

調べてみると、このクリニックは管轄の保健所に対して、入院施設の届け出を行っていませんでした。がん患者の命を預かる施設として、あまりに無責任です。

今は、「EBM」（エビデンス・ベースド・メディシン）と呼ばれる、臨床試験によって有効性が確認されている治療が基本です。しかし、このクリニックの治療法には、がんを根治させた臨床試験が何一つありませんでした。

そもそも、まともな医者であれば「がんは消える」という言葉など、使いません。

彼女の夫を通じて私は、自由診療クリニックの治療が「詐欺同然」だと繰り返し伝えましたが、翻意させることはできません。

そうしているうちに、乳がんは肝臓と肺に転移してしまったのです。

最期は救急車で搬送された病院で、女性は息を引きとりました。

このように医者の一部には「カネのために平気で患者をだます人間」が存在します。

時代とともに進化する「がん治療」

現在、抗がん剤の副作用をコントロールできる薬が開発されているので、かつてのように激しく吐くことは少なくなりました。もちろん、抗がん剤によっては、脱毛や手のしびれなどの副作用が、避けられないものもあります。

がんになった時、どのような治療を選択するかは、患者自身が自己決定すべき問題です。人によっては、「治療を受けないという選択」も当然あるでしょう。

ただし、それは現在の治療事情を正しく知った上で判断してほしいのです。

がん治療は時代とともに、どんどん進化しており、以前の知識は通用しません。

例えば2018年に、本庶佑《ほんじょたすく》氏がノーベル賞を受賞したのは、研究成果である免疫チェックポイント阻害薬・オプジーボが、進行がん患者の生存期間を「飛躍的」にのばしたことが、世界で高い評価を受けたからです。

外科手術においても、この20年で大きな進化がありました。従来は、身体をメスで大きく開く「開腹手術」が一般的でしたが、福岡ソフトバンクの王貞治監督（2006年当時）で注目された「腹腔鏡下手術《ふくくうきょうかしゅじゅつ》」が大きく流れを変えたのです。

これは、腹部5ヶ所に小さな穴を開けて、「腹腔鏡」と呼ばれるカメラや手術器具を入れてモニター画面を見ながら行う手術です。身体への負担が少ない手術なので王監督はすぐに現場復帰を果たすことができました。

当時は、外科医の多くが「腹腔鏡下手術」に否定的でしたが、これを機に、外科手術の主流になったのです。

「情報」があなたの命を左右する

修羅場のような手術現場、命の攻防が続く集中治療室、疾走する救急車、そして進行がん患者それぞれの生きざま……私はジャーナリストの立場で数々の現場や人々に関わってきました。

こうした20年以上にわたる取材経験で、痛切に感じるのは、「情報が命を左右する」

という現実です。「もっと早く、その人に伝えることができたなら、その命は失われずに済んだかもしれない」と、苦い思いをかみしめたことが何度もありました。

大半の医者は、患者や家族が理解できるまで丁寧に説明をする余裕がありません。ましてや、それぞれの生き方や心の苦しみにまで配慮を求めることは難しいでしょう。

本書はそういった現実をふまえて、一般の方ががんとどのように向き合うべきか、自分なりの答えを出す前に、ぜひ知っていただきたいこと、誤解されがちな情報について、多くの専門家や、患者・家族の方々のご協力を得て一冊にまとめたものです。

今回の出版にあたり、私は「がん放置療法」で知られる近藤誠医師と患者として会うことにしました。たとえ早期がんでも、「手術をすれば、がんが暴れ出す」と言い切り、助かるはずの命を失わせたとして、厳しい批判を浴びてきた近藤氏。一方で彼の書籍は、ミリオンセラーとなり、多くのがん患者に読み継がれています。稀代の悪徳医師なのか、それとも真実を語る孤高の医師なのか。

近藤氏との一問一答の先に待っていたのは、彼の素顔でした。

医者が絶対に書けない、がん医療のタブーと現実を本書でお伝えしたいと思います。

岩澤倫彦

本書の取材にご協力いただいた医師、患者と家族のみなさま

本書の執筆にあたり、多くの専門家と患者、家族の方々の協力をいただきました（順不同、敬称略）。

●医師

西尾正道（北海道がんセンター・名誉院長）放射線治療
勝俣範之（日本医科大学武蔵小杉病院・腫瘍内科教授）がん化学療法、自由診療の問題
河野　匡（新東京病院・副院長）肺がん手術VATSの権威、レントゲン検診の問題
本庶　佑（京都大学高等研究院　特別教授）免疫チェックポイント阻害薬
浜本康夫（慶應義塾大学病院腫瘍センター・副センター長）がん化学療法、ネット偽情報
若尾文彦（国立がん研究センターがん対策情報センター・センター長）がん関連情報
角田卓也（昭和大学医学部腫瘍内科学部門 主任教授）がん化学療法
萩原弘一（自治医科大学・呼吸器内科教授）肺がん診療
高原太郎（東海大学・教授）放射線科医、無痛MRI乳がん検診（DWIBS法）
菊山正隆（がん・感染症センター東京都立駒込病院 消化器内科・部長）すい臓がん早期発見
上野直人（テキサス大学・M.D.アンダーソンがんセンター教授）がん化学療法
浅香正博（北海道医療大学・学長）胃がん検診・ピロリ菌除菌
萬田緑平（緩和ケア萬田診療所）がん終末期、緩和ケア
上村直実（国立国際医療センター国府台病院・名誉院長）胃がん検診・ピロリ菌除菌

前田恵理子（東京大学医学部附属病院・放射線科 特任助教）画像診断、肺がん患者として
川田和昭（静岡赤十字病院・経鼻内視鏡センター長）胃がん内視鏡検査
鬼塚哲郎（静岡がんセンター・頭頸部外科部長）口腔がん
松岡幹雄（横須賀市医師会、中央内科クリニック院長）胃がんリスク検診
小泉浩一（がん・感染症センター東京都立駒込病院・消化器内科部長）大腸がん検診
赤倉功一郎（東京新宿メディカルセンター副院長）前立腺がん
五月女隆（松戸市立総合医療センター・化学療法内科部長）がん化学療法
林　宏明（本町林クリニック・呼吸器内科医）肺がんレントゲン検診
田淵貴大（大阪国際がんセンター　疫学統計部・副部長）新型タバコ問題
川西輝明（肝臓クリニック札幌・院長）肝臓がん検診
小笠原一夫（緩和ケア診療所いっぽ・理事長）がん終末期、緩和ケア
大場大（東京オンコロジーセンター代表・外科医&腫瘍内科医）がんセカンドオピニオン
押川勝太郎（宮崎善仁会病院・消化器内科）がんセカンドオピニオン、がん化学療法

●患者会

植村めぐみ（がん患者会シャローム）
轟　浩美（希望の会）
長谷川一男（肺がん患者の会ワンステップ）
會田昭一郎（市民のためのがん治療の会）

第1章

近藤誠氏の「がん放置療法」を信じている方へ

近藤誠氏の「がん放置療法」を信じている方へ

日本のがん患者に最も影響を与えていながら、医者から最も嫌われている医者——その人は「近藤誠」氏です。

「がんの9割は治療するほど命を縮める。放置がいちばん」

現代医療を真っ向から否定する言葉は、一部のがん患者に強く支持されています。

「がん放置療法」と呼ばれる独自理論を、近藤氏自身が本当に信じているのか、それとも確信犯的なウソなのか？

医療界を挑発する姿は、まるでアンチヒーローです。

近藤氏をめぐっては、メディア関係者の間でこんな噂が交わされています。

「出版社にのせられてヒール（悪役）を演じているだけ。本当はやさしくて、とても患者思いの人。だからセカンドオピニオンでは、がん放置療法を勧めていない」

いつか、このような噂の真偽を確かめたいと考えていたところ、その機会は思わぬ形でやってきました。

消化器系の不調でCT検査を受けたところ、偶然に私の肺に影が見つかったのです。そのCT画像を診て、彼はどのようなアドバイスをするのか。噂どおり、放置療法を実際には勧めないのか。それとも……。

私は東京・渋谷にある「近藤誠がん研究所」に向かいました。

抗がん剤を拒否する患者が続出した「がん放置療法」とは

近藤氏は1948年生まれ。慶應義塾大学医学部を卒業後、2014年に定年退職するまで、放射線科医として母校に籍を置いていました。1988年、「乳ガンは切らずに治る――治癒率は同じなのに、勝手に乳房を切り取るのは、外科医の犯罪行為ではないか」という内容を、月刊文藝春秋に寄稿。過激な表現方法と唯我独尊の主張は、この当時からだったのです。以来、近藤氏は病院内で村八分となりましたが、辞職しなかったのは、「慶應」ブランドを利用して社会に発言するため、と著書で明かしています。〝過激な言葉で社会の注目を集める〟、そこに自分の存在意義を見出したのでしょう。現在は、東京・渋谷で、セカンドオピニオン外来を開き、一般向けの書籍などで独自理論を広める活動をしています。

「がん放置療法」を中心とした近藤氏の理論は、日本の医療界から強い批判を受けてきました。かえってそれが近藤氏の人気の追い風になりました。

理由の1つには、不安を抱えた患者に寄り添う姿勢に欠けた、医者の態度が挙げられます。命を左右する手術だというのに、十分な説明をしない、パソコン画面ばかり向いて、患者をまったく見ない。心ない診療態度に傷つけられた経験を持つ多くのがん患者を私は取材してきました。

患者として近藤氏に会い真実を知りたい――覆面取材を敢行

そうは言っても、手術や放射線治療を受ければ、完治が望めるにもかかわらず、その可能性が断たれてしまう、「がん放置療法」をなぜ患者が支持するのか？　どうしても疑問が残ります。

私は、消化器系のCT検査で偶然に肺の影が見つかったことから、今回あえて取材ではなく、一人の「患者として」近藤氏に会ってみることにしました。そのほうが、リアルな彼の人間性や、患者への実際の対応を知ることができるからです。

近藤氏のセカンドオピニオン外来の費用は、30分3万2000円（消費税込み）。健康保険はききません。ちなみに、彼の母校・慶應大学病院のセカンドオピニオンは、30分2万2千円（同）です。

申し込みの手続きは、「近藤誠がん研究所」のホームページから行い、受診するまでに彼の講演動画やレポートなどを読んでおくように指示があります。

そこには、こんな一文が記されていました。

「がん治療では、臨床試験で無効・有害とわかった手術や抗がん剤が、標準治療としてまかり通っています。高血圧など生活習慣病の治療も同じ。みなさんがそれを知らないのは、専門家たちが情報を隠ぺいしているからです。」（近藤誠がん研究所HPより）

予約した時間より少し早めに到着すると、携帯に近藤氏のクリニックから着信がありました。受付スタッフの女性からの指示です。

「ロビーで待機して、トイレは先に済ませてください。予約時間の5分前になったら、エレベーターで9階に上がってください」

なんだか、宮沢賢治の「注文の多い料理店」みたいで不思議な気分です。私は指示通りエレベーターを降りると、女性がドアを半開きにして待っていました。

「CTガイド下生検で即死する」

「近藤誠がん研究所」は、細長い20㎡ほどのワンルームでした。

研究所の白い壁には、草間彌生の水玉模様をモチーフにした大きなカボチャの絵。その下で少し乱れた白髪の男性が、顔を上げずに書類を読んでいました。

想像していたよりも大柄で、ガッチリした体格の人です。

テーブルを挟んで向かい合わせに座り、持参した近藤氏の著書をテーブルに載せると、「サインしてあげよう」と言いながら手に取り、骨太な手でマジックを走らせます。最初のページの右下に「近藤誠」とだけ記されました。

いよいよセカンドオピニオンが始まる、となったところで、受付の女性が録音の用意を促しました。

「画像データは持ってきたの？　それ見せて」

私はスマホを差し出しました。白い影が写った肺のCT画像です。

がんの可能性が見つかると、疑われる部分の組織や細胞を採取して調べる「生検」を行うのが一般的な手段です。これは本当のがんであるかを確定して、治療方針を決めるためです。この時、まだ私は「生検」を受けていませんでした。

「大きさは1センチくらいだなあ。（病変から）組織を取って顕微鏡で検査をすると、良性という返事が返ってくる場合と、悪性の場合があってね。悪性は悪性腫瘍の略で、言い換えると〝がん〟ということになる。

あなたの場合だと、まだ〝がん〟ではない場合もあるよ。こう見えた場合、10人中〝がん〟は8人から9人くらいなのね。良性の場合も1人か2人いる。

どっちかわからないから、気管支鏡検査か、CTガイド下生検をやるわけ。確実性

が高いのは、CTガイド下生検。これは医者の上手い、下手もある。
僕は医療訴訟の相談にのっていたからね、鑑定意見書を何十通も書いた。そのうちの2つは、CTガイド下生検で『即死』したというやつ（があった）」

——えっ、即死ですか？

「（検査用の針が）小さな肺の血管を破って、ごほんと咳をすると、胸腔内圧が高まって、血管の中に空気がわーっと流れ込んで、心臓に詰まるか、脳に行くか。どっちも『即死』。気管支鏡検査も（病変の組織を）かじってくるんだけど、かじった後の血を止める方法論がないのよ」

——組織をとったままですか……

「結構、出血するのが当たり前で普通は止まるんだけど。100人200人とやっていくうちに、死ぬ人が出てくる。どんな大きな病院でも、（CTガイド下生検で）死んだ患者は必ず経験しているはずだよ。
検査段階から問題が大アリな訳だけど、医者はそんなことは言わないからね。一応、検査の説明文には『重大な副作用が出ます』とか書いているけど、『死ぬ』とは書かない。実際には死ぬことがあるんだけど、（患者は）カンチガイしちゃう」

――そんなにリスクが高い検査だとは、想像もしませんでした。

「患者に失礼な話だよ、きちんと話さないのは。だけど、きちんと話したら検査を受ける人がいなくなっちゃうわけよ」

患者を脅かして信じさせる手口

大袈裟に驚く私の反応を、近藤氏は楽しんでいるようです。『即死』する可能性があると聞いたら、誰でも検査が恐ろしくなるでしょう。

肺がん患者9000人の手術経験を持つ、河野匡医師によると、肺がんの「生検」方法は主に次ページ図の2つ。病変の位置が肺の中枢部なら「気管支鏡検査」、末梢側（外側）なら「CTガイド下生検」を選択します。また、CTとPET検査だけで手術の適応を判断することも多いそうです。

近藤氏は「大きな病院ならCTガイド下生検で死亡事故を経験しているはず」と言っていましたが、これは本当なのでしょうか？

気管支鏡検査

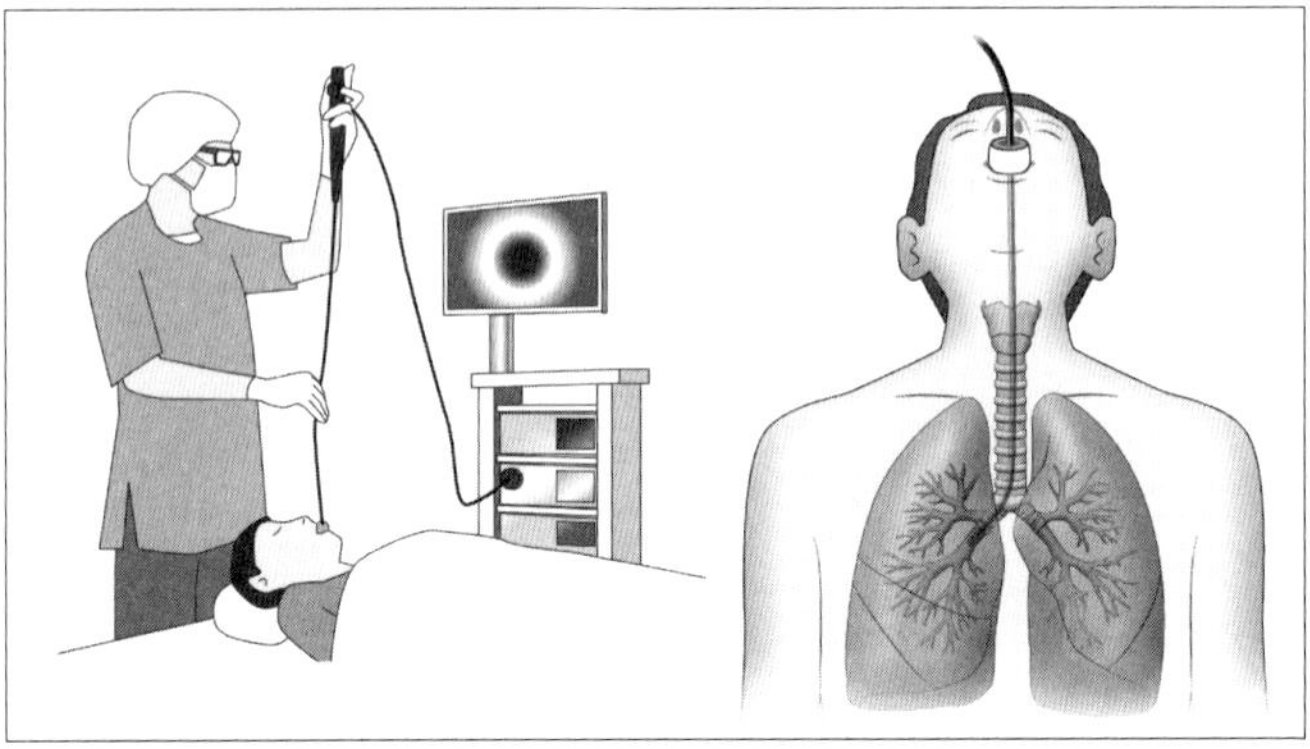

「気管支鏡検査」は、胃カメラに似た細い気管支鏡を鼻や口から肺に入れて、病変組織を採取する方法

CTガイド下生検

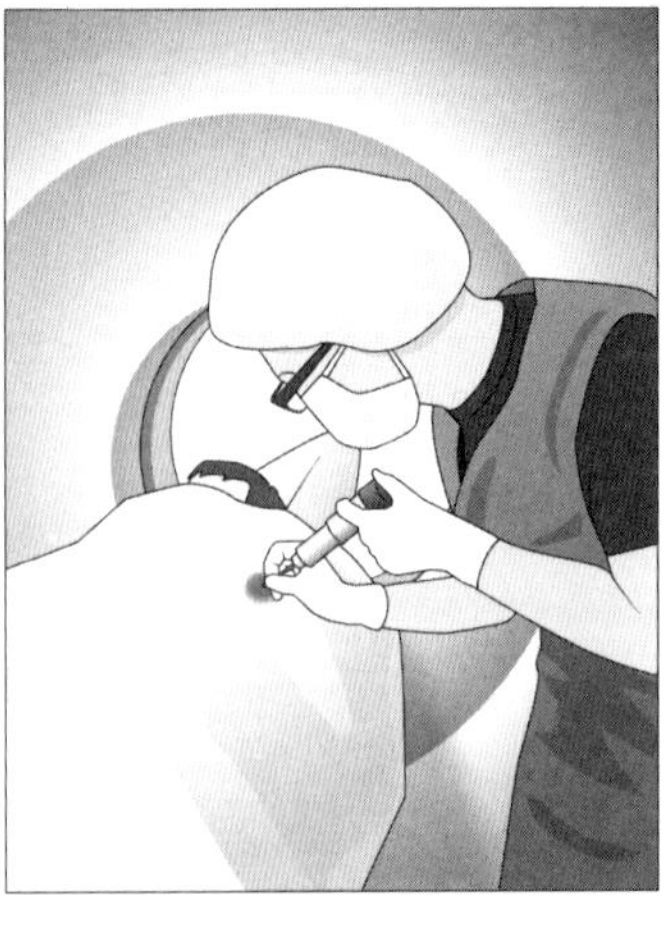

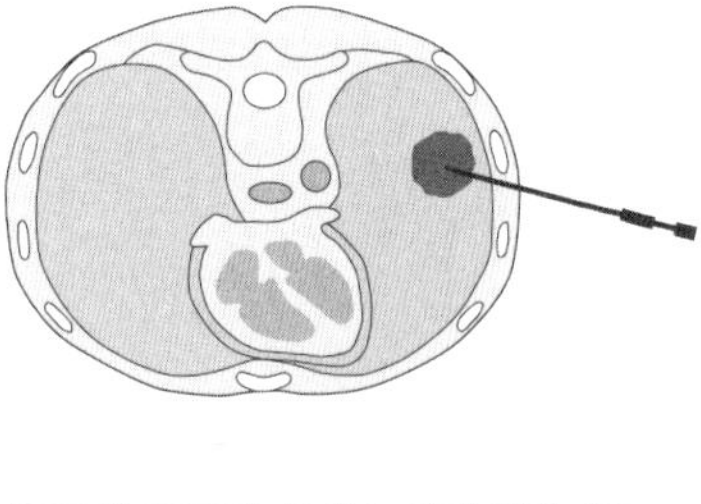

「CTガイド下生検」は、肺内部をCTで透視しながら、直径1ミリ前後の針を脇腹から直接刺して、病変組織を採取する

大阪大学の調査によると、CTガイド下生検9783件のうち、死亡事故は7件。確率にすると、0・07%*です（*Eur J Radiol. 2006 Jul;59(1):60-4. Epub 2006 Mar 10.「CT-guided needle biopsy of lung lesions: a survey of severe complication based on 9783 biopsies in Japan.」より）。

この数字は、もちろん患者によって受け止め方は違ってくると思いますが、少なくとも、「大きな病院なら経験しているはず」とまでは言えない確率です。

こうして「患者を脅かして関心を引き寄せる」のが、近藤流なのでしょうか。

「〝がんもどき〟ならほっといても死なない」

セカンドオピニオンは続きます。

「がんだった場合、大きく分けると2つの性質があって、『タチのよいもの』と『タチの悪いもの』がある。どこで決まるかというと、臓器への転移があるかないか。CTで見えるのは、1センチ以上の転移。（見えない）1ミリくらいの転移は、どこかにあるかもしれない。1ミリの転移があると、そこには100万個のがん細胞が詰まっている。

近藤氏が書いたメモ画像

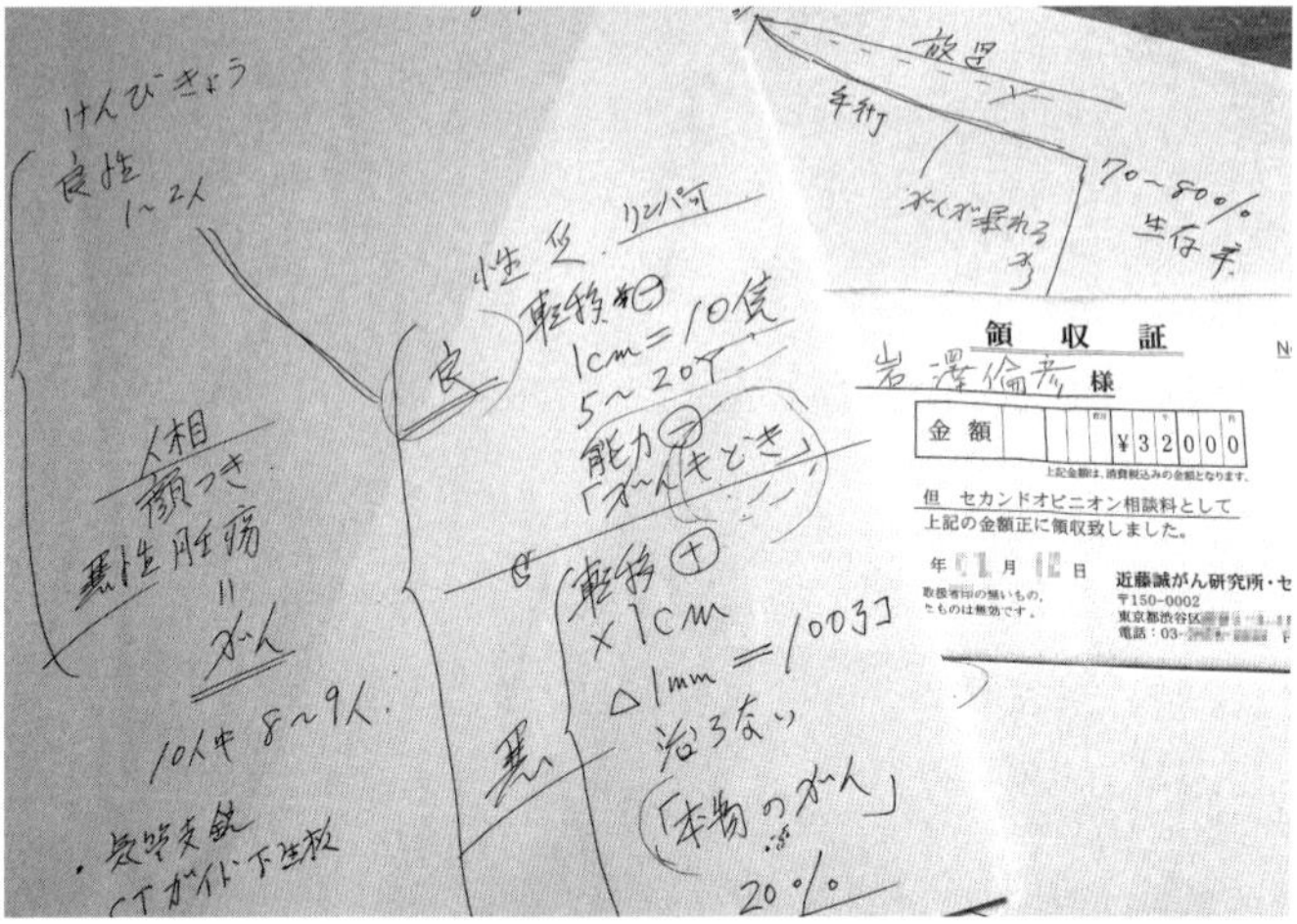

しかも、1ヶ所に転移があると、他に10ヶ所100ヶ所に転移がある。そうなってくると、治らないわけだ。そういうものを『本物のがん』という。

これに対して、タチがよいというのは、臓器への転移がない。

転移する力がなければ、ほっといても死なないから、一種のおでき、良性腫瘍。そういうものを、『がんもどき』というわけ」

時にはイラストを交えながら、わかりやすく説明してくれる近藤氏。

「がんもどき」という呼び名は近藤氏のオリジナルですが、確かに長い期間、経過しても転移もせず、大きくもならない「がん」は実際にあります。

ただし、ここから先に展開される「がん放置療法」には注意が必要です。

「がんは手術しても治らない」

「すべてのがんは、転移のある『本物のがん』か、転移のない『がんもどき』のどちらか。転移がない『もどき』であれば、ほっといても死なない。本物のがんだと、手術しても治らない。それどころか、がんが暴れ出して早く死んじゃう可能性が出てくる。仮にあなたが、がんとした場合、がんもどきである可能性は、およそ80％。逆にいうと、本物のがんの可能性があるのは20％＊くらい（＊最初の診断と逆の％になっている。31ページ参照）。

そして、誰もが考える可能性は、『がんもどき』でも、ほっとくと『本物のがん』になるんじゃないか？

ここまで転移のないものは能力がない。いま転移のないものは、1センチとか2センチになった後で転移した、というケースは1つも実証されてない＊（＊実際は異なる）。

だから、検診で早く見つければよくなるというのはウソなの。ウソが多いんだよ、医療というのは。特にがん治療は、患者に本当のことを言わない、これで成り立っている。本当のことをいうと、誰もがん治療なんて受けないからね」

――それでは、確定検査を受けても、受けなくても一緒ということでしょうか？

「受けないほうがいい。仮にがんだなんてわかっちゃうと、また悩みだすから。がんもどきの人は、5年でも10年でも生きているから、手術で助かったような気がするんだけども、放っていたって生きているんだ、そういう人は。

確定検査自体に意味がない。そういうことね」

――どちらかハッキリしないままの状態は、精神的にきついです。

「そうでしょう。ここで話をしても、理性的には納得しても、がんだなんて言われるとまた混乱するから。がんになって、手術を受けた時と、放っていた場合の対比では、何もしなければ、仮にがんでも何も起きない。組織検査で、がんとわかってね、ほっといている人、いっぱい知っているわけよ。何も起きない」

「放置した患者がどうなったかは知らない」

——放置した患者が亡くなって、近藤先生に報告がない場合もあるのでは？

「そりゃあ、言い出したらそうだけど。だけど手術して、何かが起きるという人のほうがはるかに多い。あなたの場合は5年で70～80％、生きている確率がね」

——手術したらどうなりますか？

「がんの手術をしたら、がんが暴れだすということ。（落語家の）三遊亭圓楽がそう。去年（2018年）の今頃、手術して今年の7月には脳転移がでた。手術なんかしなければ、今でも転移していたがんが、おとなしくしていたと思う」

——不安を抱えているより、検査で確定したほうがよいのでは？

「それはあなたの自由です。今日は、あなたの不安には付きあわないから。理論的な話、事実の話だけするからね。不安を解消しようと思ったら、もっと僕の本を読まないと。その2冊じゃ足りないよ」

「確定検査はやっても意味がない」

画像で肺がんの疑いがあっても、確定検査は受けないほうがいい——

やはり近藤氏は、セカンドオピニオンでも「がん放置療法」を勧めていました。

本来は、画像で判断がつかない場合は、「生検」による確定診断を行い、治療方針を決定する。これは診療現場で積み重ねられてきた、患者の命を救う最善の方法です。

しかしこの検査を受けないということは「命が助かる機会を放棄する」に等しいと言えるでしょう。そして、がんになり、亡くなった著名人を取り上げては、「がん放置療法」に利用する。これまで近藤氏が、繰り返し使ってきた「印象操作」です。

2018年に出版された著書『がん治療に殺された人、放置して生きのびた人』(エクスナレッジ)では、がんで亡くなった23の著名人を取り上げて、「治療によって死を早めた」と決めつけています。

しかし詳しい治療状況を把握しているのは、セカンドオピニオンをした2人のみ。たとえ知っていても、守秘義務違反でしょう。それに報道されている情報だけで、がん患者の治療について正確な分析をすることは不可能です。しかも一方、同著は治療でがんを治した著名人については、たったの2人しか挙げていません。

とにかく、がん治療にネガティブな印象と恐怖心を煽るのが「近藤流」です。

まるで「悪魔の証明」放置療法の落とし穴

私が次に近藤氏に確認したかったこと、それは『がんもどき』と『本物のがん』の2つを見分ける方法でした。

「これはね、手術前に見分けられないのよ。例えば、転移がハッキリしているがん、これは『本物』だよ。初発臓器（最初にがんが発生した臓器）がどこでもね。

それからすべて『がんもどき』、というのもある。例えば女性の上皮内がん、0期の子宮頸がん。こんなのは、ほぼ100％『がんもどき』。胃がんの粘膜内に留まっているような早期がんも、99％『がんもどき』。

肺がんは『本物のがん』が多いんだ。子宮がん、胃がん、大腸がんにくらべて。あなたみたいなステージ1でも、2割3割が本物のことがある。そこで手術をすると、がんが暴れだすから、本物のがんは3年から5年で死んじゃうわけよ。

手術した後に、〝ああ自分は本物だったんだな〟ということがわかるわけ。その時には遅いけどね」

とどのつまりは、『がんもどき』か『本物』か、手術してみないとわからない。だから『放置する』というロジック。これでは、まるで悪魔の証明です。

それに手術しないとわからないと言うのなら、なぜ胃の粘膜内にあるがんは99％がんもどき、と言い切れるのか、という疑問が浮かびます。

セカンドオピニオンを申しこむ際、私はこういったいくつかの疑問点を事前に伝えておいたのですが、近藤氏にはそのことが解せないといった様子でした。

「どういうところに疑問を感じるの、僕の話で。本当かなあ、世の中で言われていることと全然違うみたいな？」

「夢の新薬、オプジーボは効かない」

あらかじめ伝えておいた疑問の1つに、2018年、本庶佑氏のノーベル賞につながった、免疫チェックポイント阻害薬「オプジーボ（ニボルマブ）」に関する近藤氏の評価があります。

近藤氏は、最近の著書やHPなどでも、**『夢の新薬・オプジーボは無効だった』**と主張していたからです。「肺がんに対するオプジーボの効力は、従来の抗がん剤並みか、むしろ低い、製薬会社と研究者による大がかりな情報操作が行われた」として、意図的な不正があったと言い切っています。

オプジーボに対する見解と論理の矛盾

これまで私は、オプジーボによって死の淵から生還した、主に肺がん患者たちを取材してきました。肺がん患者では2割から3割程度に効果があり、画像上でがんが確認できない「完全奏効」になるなど、従来の抗がん剤とは次元が異なる医薬品であるという評価を、がん患者や腫瘍内科医らから直接聞いています。

同時に、間質性肺炎や筋無力症、1型糖尿病、肝機能障害など、強い副作用が起きており、死亡するケースも出ています。しかし、進行した肺がん患者は、こういったリスクを知った上で、それでもベネフィット（効果）にかけなければ、やがて確実に死が待ち受けているという、とても厳しい状況に立たされているのです。

こうした現実を踏まえると、「オプジーボは無効」と決めつける近藤氏の主張には、強い違和感がありました。

「オプジーボを使って劇的に効いた、そういう人はいる。ただし、オプジーボで死んじゃう人も多いのよ。結局、平均してみると抗がん剤と変わらない。初期の3ヶ月くらいの死亡率というのは、むしろオプジーボのほうが高い。副作用で死ぬ率が高いんだ。がんが小さくなれば嬉しいけれども、1年後2年後にはオプジーボで死んじゃうかもしれない。全然、寿命が延びるという保証はないんだ。

そういう目で僕の本を読んでみれば、わかるんだけどね。結局、がんが小さくなったかどうかで、その薬のよし悪しを決めるのは間違っているわけ。

あくまで100人ずつに投与する、投与しないで生存率が上がれば、その薬はマルなんだけど、そういう薬はないわけだ」

――寛解（がんが完全に消えた状態）になったという肺がん患者もいます。

「だから、そういう人もいるのよ。僕も2割程度は効くと書いてある、本に。その中に入ったわけだけど、結局寛解に入っても薬を使い続けるからね。結局どこかで薬の副作用で死んじゃうことが多い。喜んでいる場合じゃないよという感じ」

医師にこんなに自信たっぷりに、言われてしまうと、つい信じてしまうでしょう。

図1 オプジーボと抗がん剤の比較臨床実験

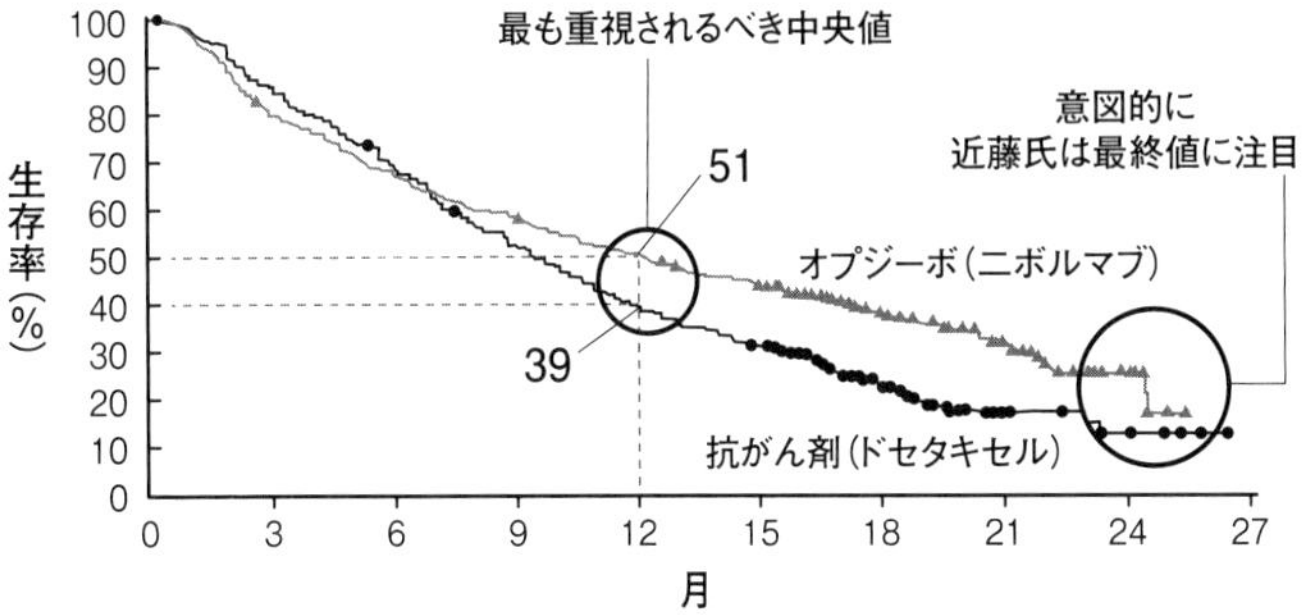

医薬品の場合、同じ薬に「商品名」と「薬剤一般名」がある。「オプジーボ」は商品名、「ニボルマブ(Nivolumab)」が薬剤一般名。「クロスオーバー」を採用しているため、抗がん剤使用群とオプジーボ使用群は最終的に接近する。2つの薬の効果比較には、生存曲線のなかで信頼性の高い「中央値」のデータが最も重視されるべきだが、近藤氏は意図的に最終的な接近部分に注目している。

出典:「Nivolumab versus Docetaxel in Advanced Nonsquamous Non-Small-Cell Lung Cancer」(https://www.nejm.org/doi/full/10.1056/NEJMoa1507643)を元に作成

しかしオプジーボなどの「免疫チェックポイント阻害薬」が、現在高い評価を受けているのは、患者の生存率が従来の抗がん剤の3倍にのびるなど、多くの臨床試験の結果があるからです。

加えて、オプジーボ投与中止後も効果が持続するケースが相次いで報告され、「断薬」についての研究も進められています。そのため近い将来、一定期間の投与で治療が終わる可能性がある、と本庶氏は私の取材で語っていました。

もっとも副作用による死亡者は、2019年だけで40人が報告されて

図2 近藤氏の「生存曲線」のトリック(オプジーボ図)

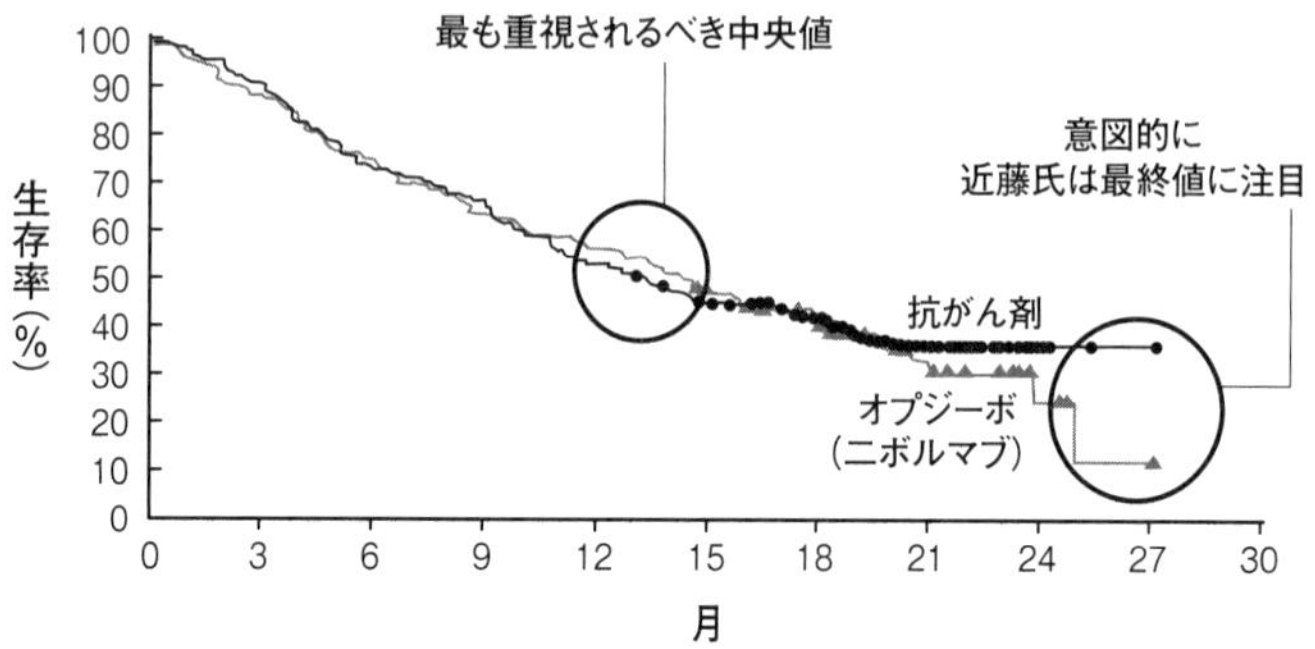

出典:「First-Line Nivolumab in Stage IV or Recurrent Non-Small-Cell Lung Cancer」(https://www.nejm.org/doi/full/10.1056/NEJMoa1613493)を元に作成。

おり、早急な対策と注意が必要でしょう。

近藤氏はオプジーボを無効とする根拠として、イギリスの医学誌に掲載された、2つの論文を挙げていました。それぞれの臨床試験の結果を示す「生存曲線」のグラフを引用して、次のように指摘しています。

「図1をみると、オプジーボ群(Nivolumab)の生存率は、抗がん剤群(Docetaxel)のそれを上回っていますが、最後にはガクンと下がり、抗がん剤群のそれに接近しています。」(近藤誠がん研究所HPより引用)

「承認後、別の試験結果が発表されました(図2)。なんと、オプジーボの生存曲線は、抗がん剤群のそれとピッタリ重なり、最後のほうでは再びガクンと落ちています」

都合の悪いデータには一切ふれず、情報操作

みなさんは最近の臨床試験には、「クロスオーバー」という方式が導入されているのは、ご存じでしょうか?

がん新薬の効果を立証するためには、患者を無作為に2つのグループに分けて、新薬と同時に従来の抗がん剤を投与して比較する試験を行わなければなりません。

ただし、患者は新薬の投与を期待して臨床試験に参加しています。そこで人道的な観点から、**従来の抗がん剤を投与された患者にも、途中から新薬の投与を認めるようになりました**。これが**「クロスオーバー」という方式**です。

すでにおわかりだと思いますが、近藤氏が取り上げた2つの臨床試験はクロスオーバーが導入されているため、「生存曲線」の後半が接近したり、逆転しているのです。

このことは、もちろん、オリジナルの論文には明記されているので、近藤氏が知らないはずがありません。

そもそも、「生存曲線」は、クロスオーバーや患者の追跡調査が途切れるなどの影響で、**「後半になるほど信頼性が乏しくなる」**のです。生存曲線の最後が、垂直に大きく下がっている部分は、多くの患者が死亡したことを示しているのではありません。したがって2つの薬の効果を比較するには、生存曲線のなかで信頼性の高い**「中央値」**のデータが最も重視されるのです。

これは医者なら誰でも知っている、「統計学の基本」です。

2つのオリジナル論文を精査するまで、私自身もまさか著名な近藤氏がトリックまがいの主張をしているとは想像もしませんでした。これは、自分の都合に合わせて意図的にデータを曲解していることはあきらかです。

つまり、「情報操作」をしているのは製薬会社や研究者ではなく、近藤誠先生ご自身だったのです。

オプジーボが、肺がん患者の2～3割に有効であることは、すでに多くの比較臨床試験で証明済みであり、現在は「有効な患者には、どのような因子があるのか」を特定する段階に入っています。

42ページの図2の臨床試験は、オプジーボの有効性を決める因子として「PD-L1」というタンパク質を想定して行われましたが、治療成績は従来の抗がん剤と差がほとんどありませんでした。

そこで、米国がん研究会議が別の「TMB」という因子を基準にして、グラフ2の臨床試験を再解析したところ、奏効率では**従来の抗がん剤「28・3%」**に対して、**オプジーボは「46・8%」**になったのです。これだけでは、「TMB」がオプジーボの有効性を決める因子とは言い切れませんが、近藤氏が取り上げた論文には、こうした背景事情がありました。

オプジーボの有効性を証明する論文が大半を占めるのに、あえて特殊な論文を選んで患者に間違った印象を植え付けるのは、治療機会を奪う許しがたい行為です。

20年前で止まっている「抗がん剤治療」の知識

近藤氏は、『抗がん剤は効かない』と一貫して主張していますが、ベースになっているのは少なくとも20年以上前の抗がん剤治療です。彼が臨床に関わっていた時代でストップしたままなのでしょう。

これまで私が取材してきた中に、抗がん剤で完治した人はたくさんいました。だからこの点については、質問ではなく、彼に直接伝えたかったのです。

あなたが効かないと言っている抗がん剤で、完治した人は存在している——

「抗がん剤は効かないという意味は、白血病、悪性リンパ腫を否定しているわけじゃない。僕も悪性リンパ腫の治療を日本に導入したくらいだからね。

さっきのオプジーボと同じで、『小さくなる』という意味だったら、それは効くんだよ。何割かの人にはね。

だけど、それで延命効果があるかというと、延命効果が証明されたものはないから。あなた方が効くといっているのは、だいたい治るとか、命が延びるとかでしょ。そういう（完治という意味で）効果がないことは医者も認めている」

近藤氏の説明は正しくありません。抗がん剤で治っている患者もいるからです。

「がん治療は地獄、放置は天国、完治はできない」という大ウソ

東日本大震災があった2011年、卵巣がんが見つかった高橋幸恵さん（神奈川在住）。首のリンパ節にも転移が見つかり、ステージ4と診断されました。

高橋さんの「あとどれくらい生きられますか？」という問いに対して、主治医の答えは「それはわからない」。

まず、手術を受けて、卵巣、子宮などを摘出。そして8ヶ月に及ぶ、長い抗がん剤治療では、全身の毛が抜けました。倦怠感や指の痺れにも悩まされましたが、主治医からはこう告げられました。「完全奏功しました」がんは完全に消失したのです。

あれから9年、高橋さんは一度も再発せず、元気に暮らしています。

このような人を「治った」または「生き延びた」というのではないでしょうか。

近藤氏は、著書『がん治療に殺された人、放置して生きのびた人』の中で、このように述べています。

「抗がん剤は農薬や毒ガスと同じで、毒性は過酷です。（中略）1回で死ぬこともあ

る。きっぱりと拒んでください。がん治療が地獄なら、放置は天国です」

「放置療法」は、専門家にまったく相手にされていない

近藤氏は海外の一流医学誌から論文を、たびたび著作に引用していますが、ではなぜご自分の「がん放置療法」は、そうした医学誌に掲載されないのでしょうか？

それは、先程のオプジーボの論文のように一般読者はだませても、専門家である同業の医者の目はごまかせないからです。そもそも、医学的な妥当性を証明するには、正式な臨床試験を行う必要があります。しかし「放置療法」の臨床試験は現代においては倫理的に許されない、犯罪的な行為です。よって永遠に臨床試験は実現しないでしょう。

はっきり言って、「がん放置療法」とは、海外の医療関係者からはまったく相手にされていない、荒唐無稽な理論なのです。

なお乳がんの温存療法や、インフォームドコンセントを日本に定着させたのは、近藤誠医師だと言われています。ですので、かつての近藤氏を知っている医者は、今で

も彼の人間性を次のように信じていました。

「彼は慶應大学病院の中で、40年近く、村八分同然だったと聞いています。それでも信念として、患者のためにがん放置療法を広めているのでしょう」

ベストセラーの中身は、典型的な「不安ビジネス」

しかし今回、近藤氏の話を聞いた私は、残念ながら先の医者とはまったく違う見方にならざるをえませんでした。

確かに「がん治療」に対して近藤氏が最初に疑問を投げかけた1990年代時点では、それは純粋に患者のためだったかもしれません。

しかし、最近は本書の取材で取り上げた例以外にも、恣意的なデータの解釈や、医療現場の現実とはまったく異なる主張が目立ちます。

これはつまり、医療への不信感を煽り、手術や放射線、抗がん剤などに恐怖心を与える手法であり、つまり典型的な「不安ビジネス」です。

その目的は容易に推察できます。近藤氏は医学論文には手をつけず、世に送り出した一般向け書籍はなんと約50冊。ベストセラー作品も数多く、印税額が1億円に上る大ヒット著書もあります。つまり、「がん放置療法」とは、錬金術だったのです。出版社にとっても「近藤誠」という名前は、確実な売れ行きが見込める貴重な存在ですから本を売るため、彼をカリスマ医師に仕立て上げたのでしょう。

こうした事情を知らず、「がん放置療法」を信じて、治療の機会を永遠に失ってしまう人がいるのは、あまりに理不尽ではないでしょうか。

私には、近藤氏の姿がハーメルンの笛吹き男と重なって見えます。

みなさんは、どうかその笛の音に惑わされないでほしい。なぜなら、二度と引き返せない道を進むことになるからです。

セカンドオピニオンの中で、近藤氏は格言めいた言葉を口にしましたが、私には、**「救いはないよ、治療を求める限り。治療をしないところに救いがあるんだ」**何も響きませんでした。

第2章

知らないと後悔する「がん治療」の真実

書籍、新聞、ネットは
無法地帯
必要なのは「がん情報の目利き」

がんを宣告された人、その家族や友人、そして関わるすべての人々に、ぜひお伝えしたいことがあります。

「がん情報の目利き」が、できるようになってください。

なぜなら、世の中にはあきれるほど多くの「ニセのがん情報」が飛び交っているからです。書籍、新聞、テレビ、そしてインターネットには、明らかに間違った情報が蔓延して、無法地帯と化しています。

「ニセのがん情報」を信じてしまうと、お金だけでなく、貴重な治療のタイミングを逃してしまうことになりかねません。後になって気づいても、その機会は二度と戻ってこないのです。

よくあるのは、周囲がよかれと思って「ニセのがん情報」を無責任にすすめてしまうパターンです。家族や友人が患者を苦しめているケースを数多くみてきました。

まさに、「地獄への道は、善意によって敷きつめられている」とは、このことです。

取材によって、さまざまな「ニセのがん情報」の発信元をたどっていくと、高額なだけで効果のない怪しい治療や、がん関連のサプリメントなどを売る「がんビジネス」につながっていました。近藤誠氏のように書籍の売り上げで、億単位の利益を上げるのも「がんビジネス」の一種でしょう。「ニセのがん情報」は現代の錬金術なのです。

なぜ人はだまされるのか？

ほとんどの人は、「自分がだまされるはずがない」と内心は思っているはずです。でも、知的レベルや社会経験は、あまり関係ありません。取材してきた「ニセのがん情報」に翻弄された人々は、会社経営者、国立大学の教授、医療関係者の人もいました。むしろ、社会的な成功をおさめた人や、常識的な思考回路の人の方が「ニセのがん情報」を信用してしまう傾向にあります。

最大の理由として、『「医者」と「経歴」に対する信頼感』が挙げられます。かの近藤誠氏も「慶應大学」というブランド力を利用して、「がん放置療法」を世に広めました。同じように「野菜ジュースやスープでがんが消える」という荒唐無稽な理論さえも、「ハーバード大学元准教授」や、「千葉大学医学部臨床教授」という医者が勧めると、本当に効きそうだと思いませんか？

実にさまざまな治療法を医者が「効く」と太鼓判を押していますが、もし本当にがんに効くのならば、どこの病院でも「野菜ジュースやスープ」で治療するはず。

つまり、誰かが何かの目的で「ウソ」をついているのです。

法規制が追いついていない

ではなぜ、効果を証明できないのに、医者は堂々と「がんが消える」というフレーズを使えるのでしょうか？　またなぜ、「独自のがん治療」と称して、ナゾの高額な自由診療を行うことができるのでしょうか？

このようなことが許されているのは、医者には「裁量権」という特権が与えられているからだと言われています。「裁量権」とは、専門的な医学知識や臨床経験をもとに、治療方法や時期を選択する権利です。

ただし、これは「医者なら何をやってもよい」という免罪符ではありません。「裁量権の行使には医学的根拠が必要」という裁判所の判断も出ています。

とはいえ、「裁量権」を悪用したケースが目立つので、どんなに立派な経歴を持っていても「ウソをつく医者はいる」という事実は知っておいてください。

「がんが治った！」医療本のカラクリ

偽りの希望ほど、魅了される心理

「がん関連の本にはウソが多い」

こう話していたのは、ノーベル賞を受賞した本庶佑氏（京都大学特別教授）です。有効性が証明されていないがん治療が横行している問題について、インタビューした際の言葉でした（文藝春秋２０２０年3月号に掲載）。

そこで、書籍の売り上げの指標となっている「アマゾン」で検証してみましょう。「ガン関連」カテゴリー別のランキング１００位までを内容別に分けると、次のような結果になりました（２０２０年1月現在）。

『科学的根拠がない治療法の紹介』　70作品
『がん治療中の食事方法』　15作品
『患者の闘病記、医者のエッセイや見解』　13作品
『国立がん研究センターなど、公的機関の出版物』　２作品

「科学的根拠がない」書籍が圧倒的に売れている理由は、「希望」や「奇跡」が書かれているからです。しかし残念ながら、その希望は実現されず、奇跡は起きません。

この傾向は、大手書店でも同じでした。売り場の担当者に聞くと、医療関連の本だからといって、内容の信憑性についてチェックすることはないそうです。ですから、「ベストセラーだから」といって、書かれている情報を鵜呑みにするのは危険です。

「確証バイアス」という心理

まえがきで触れた早期乳がんの女性は、病名を宣告されてから1年間に15冊の本を読んでいました。夫に書籍の内容を教えてもらったところ、15冊中11冊が『科学的根拠がない治療法の紹介』だったのです。近藤誠氏の著書2冊も含まれており影響を受けていたことが窺われます。

例えば「身体にメスを入れる」という想像だけで、外科手術に拒絶感や恐怖感が先行してしまう人も少なくないでしょう。この場合、「手術を受けたくない」、という「自分の気持ちを肯定してくれる情報を、無意識に求めてしまう」という傾向があります。

この心理を「確証バイアス」といいます。しかし本来、治療法というのは否定的な意見や、客観的事実とデータをきちんと知った上で決めるべきものです。

「科学的根拠」を誤解させたテレビ番組

本庶氏は、「日本人の科学リテラシーを低下させたのは、テレビ各局がこぞってやっている医療番組」と指摘していました。

リテラシーとは「情報を正しく理解して判断する能力」です。医療番組では数人の実験によって、視聴者に説得力を与える手法がよく使われますが、これは「科学的根拠」ではありません。わずか数人の実験では、偶然性や「交絡因子」という他の要素が影響する場合があるからです。

「科学的根拠」とは、数百人単位を対象に同じ条件下で、実験を行った結果です。

これは、がん医療においてもまったく同じことが言えます。自由診療のクリニックなどは、患者の体験談や治療結果のＣＴ画像を紹介していますが、これらは偶然に治ったケースや、他の要素（抗がん剤や放射線治療などを受けていた）が影響している可能性が高いのです。中には、画像を偽造したり、説明文と異なる画像を使用しているケースもあります。

ステージ4＝「余命わずか」は誤解
がんは治らなくても、死ぬわけではない

「ステージ4は末期がん。あとは延命治療しかない」

もし、このようにお考えでしたら、知っていただきたいことがあります。

がんが治らない＝命の終わりではない

がんの進行度を示す「ステージ」を決めるのは、「TNM分類」です。「T」は、がんの大きさ、広がり、浸潤している深さ。「N」はリンパ節への転移。「M」は遠隔転移の有無です。これらの要素を組み合わせて、「0期〜4期」のステージが決まります。

ステージの数字が大きいほど、治る可能性は低いのは事実です。特に遠隔転移がある「ステージ4」は、〝後がない〟イメージがつきまといますが、だからと言って、絶望しないでください。なぜなら現在は、治療技術の進化によって「がんが治らなくても、治療で進行を抑えながら生活を続ける」ことができるからです。

テレビ番組のディレクターである長谷川一男さんは、39歳の時に肺がん「ステージ4」と診断されました。当時、長谷川さんは、幼稚園と小学生の子供2人がいる父親でした。それを知った主治医は、彼の目を見てこう言ったそうです。

「あなたには、子供を育てる役割がある。肺がんは治らないでしょう。でも、僅かな可能性はある。闘いなさい」

放射線治療や右肺をすべて摘出する手術を受け、使った抗がん剤は10種類近く。背骨が脆くなり、外出時にはコルセットが必要になりました。

そして、「肺がん・ステージ4」と宣告されてから、10年——長谷川さんは肺がん患者の会ワンステップを立ち上げ、代表として受動喫煙の問題や、禁煙の支援活動に取り組んでいます。彼と一緒に私もキャンペーンCM動画などを制作しました。肺がんは、日本人のがんで最も死亡者数が多い、手強いがんです。でも、長谷川さんのケースは「奇跡」ではありません。治療しながら日常生活を続けるステージ4の肺がん患者は多くいます。

がんは進行や身体への影響が種類によって違う

「ステージ4」の5年生存率は、膵臓がん「1・5％」胃がん「6・9％」と厳しいものがある一方、大腸がん「22％」、前立腺がん「65・9％」と、部位によって大きく開

がんステージ別「5年生存率」(%)

部位	Ⅰ	Ⅱ	Ⅲ	Ⅳ	全体
肺	82	50.2	21.3	4.9	43.6
膵	40.1	17.2	5.8	1.5	9.2
胃	97.4	63.9	48.3	6.9	74.9
乳	100	96	80.8	38.5	93.9
大腸	98.5	89.9	84.2	22	76.6
前立腺	100	100	100	65.9	100

参考:「全がん協部位別5年生存率2008-2010年初発」を基に作成

きがあることがわかります。

一方、乳がんステージ4の5年生存率は「38・5%」ですが、10年後に再発することもあるので、決して油断できません。これは、乳がんに影響する「HER2」というタンパク質やホルモンの状態が、患者によって大きく異なるためです。

実は「末期がん」は医学用語ではありません。「がんビジネス」関係者が、「末期がんからの生還」など、インパクトを与えるために使う「呪いの言葉」なのです。

「がんは切れば治る」
外科手術が一番、は
日本特有の考え方

切らずに治す、
放射線治療が正解のことも

「私、失敗しないので」というセリフで、米倉涼子さん扮する外科医が難しい手術を次々と成功させていく、テレビ朝日の人気ドラマ「ドクターX」。がんは切れば治る、という、日本独特の考え方が色濃く反映されていました。

「固形がん」の場合、「第一選択は外科手術」と考えるのが一般的ですが、がんの部位によっては、「放射線治療を選択したほうが正解」という場合もあるのです。

「切らずに治す」治療のメリット

自分の舌がクレーター状に、でこぼこになっている――

會田昭一郎さん（東京都在住）が、舌の異変に気づいた時には、すでに4センチ以上に広がり、正常の2倍ほどに腫れ上がっていました。「ステージ3の舌がん」です。

当初は、自宅近くの病院で治療を受けるつもりだった會田さん。がんを経験した勤務先の上司からのアドバイスで、自分の舌がんに最善の治療は何か、改めてインターネットでアメリカのデータベースなどを使って調べました。そして、舌がんの国際的な標準治療として外科手術以外に「小線源放射線治療」があることを突き止めまし

小線源治療中のレントゲン画像

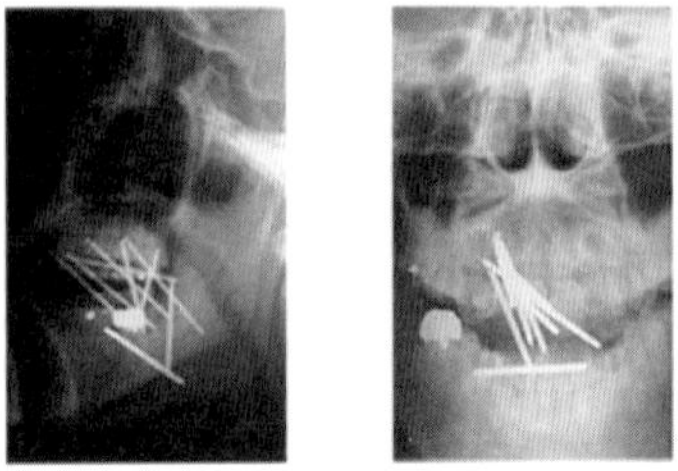

「セシウム137小線源」を舌に9本刺した状態。（画像提供：西尾正道医師）

食道がんの手術「代用食道の再建」

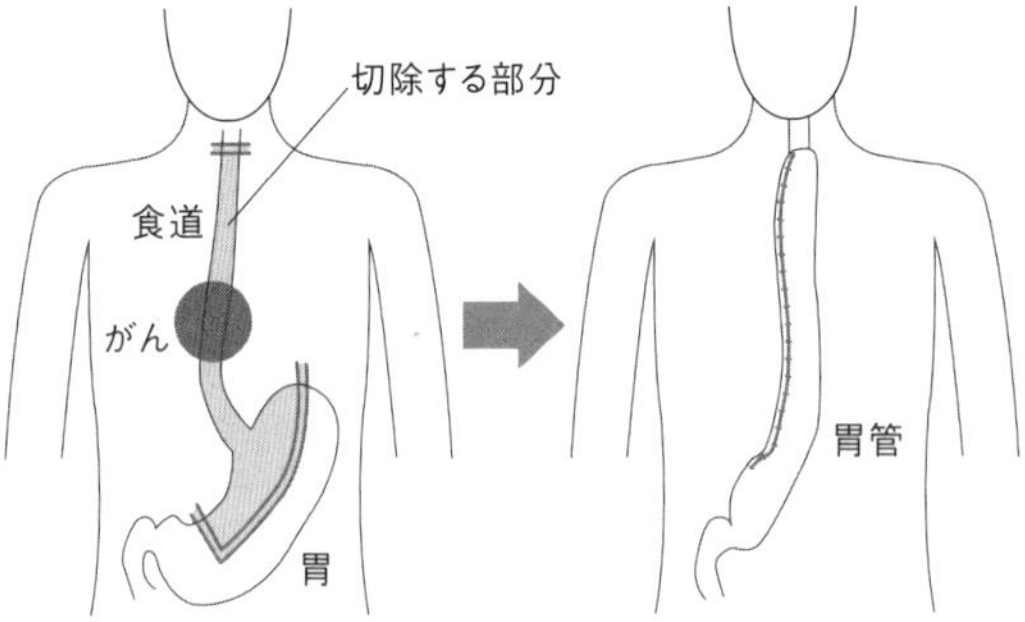

た。

「小線源放射線治療」は、放射線を発するセシウムの針を、舌がんの患部に刺して「内部照射」する方法です。

ただし、この特殊な放射線治療を実施している病院は、日本国内では極めて限られていました。

当時、国立札幌病院（現北海道がんセンター）の西尾正道医師（現名誉院長）が「小線源放射線治療」の第一人者だったことから、會田さんは北海道行きを決断。西尾医師の治療を受けることになりました。

舌がんの患部に刺されたセシウム針は、9本。その線源を留置した状態で、會田さんは鉛で遮蔽された放射線管理区域内の病室に滞在することになりました。

この間、串刺し状態の舌から血液と唾液が流れ出し、栄養は鼻からチューブで補給。会話もままなりません。舌に刺したセシウム針からは高い放射線が出ているため、看護師も近づけない。このような状態で5日間を過ごして、治療は終了しました。舌がんの放射線治療から20年が経った現在、會田さんは再発もなく元気に過ごしています。

一方で、外科手術で舌を切除してしまうと、その後の生活の質＝QOL（クオリティ・オブ・ライフ）が大きく下がってしまうことは避けられません。

西尾医師が行っていたタイプの小線源治療は、セシウム針の供給がストップしたため、現在では「高線量率リモートアフターローディングシステム」＝RALS（ラルス）と呼ばれる装置を使って照射する方式に変わっています。適応は「舌がん」のほか「子宮がん」「前立腺がん」「乳腺がん」などです。

最新の放射線治療「サイバーナイフ」

放射線治療で一般的な「外部照射」では、大きな技術革新が起きています。

これまで、がんを消失させるために強い放射線を当てると、周囲の正常な組織にも影響が出ていました。

そこで、ピンポイントで集中的に照射ができる「サイバーナイフ」が開発され、脳腫瘍、肺がん、肝臓がんなどの治療に大きな効果が出ています。

「ＩＭＲＴ（強度変調放射線）」は、一本の放射線ビームの中で強弱をつけられるため、がんだけに強い放射線をかけられます。

食道がんの外科手術では、食道を切除すると、代わりに胃を喉元まで吊り上げて食道の「代わり」にします（66ページ）。この影響で食事量が半分ほどに減ったり、食べ物が小腸に一気に流れ込んだりするため、動悸や目眩、冷汗などの「ダンピング症候群」が起きる場合もあります。これに対して、放射線照射と抗がん剤を組み合わせた治療を用いると、食道の機能を温存したまま、がんを治せる可能性があるのです。

咽頭がんの場合、外科手術は声帯を切除して声を失ってしまうことが避けられませんが、放射線治療によって機能を残せる可能性があります。

ただし、放射線治療でも照射部位や範囲によっては、のどの粘膜炎など副作用が起きることもあります。また手術と同様に再発も、まれに起きるようです。

西尾医師によると、末梢型の肺がん1期の場合でも、放射線治療と外科手術（胸腔鏡下切除術）の治療成績は、ほぼ互角とのこと。放射線は切らずに治せるので、身体への負担が軽く、高齢者には検討してもらいたい治療法です。

がんの一次治療に放射線治療を利用する割合は、アメリカ66%、ドイツ60%に対して、日本は25%前後。さらに放射線治療の専門医は、外科医の1／100ほどしかいないため、がんの一次治療として放射線治療ができない病院も少なくありません。

西尾医師は、これまで1000件を超えるセカンドオピニオンの相談を受けてきましたが、解析してみると、2割弱が適切とは言えない治療であり、その多くが放射線治療を上手に使うべきケースだったそうです。

標準治療の「標準」は、「平均」という意味ではない

実は「世界最高水準」の治療

がん治療の説明を医者から受ける時、「標準治療」という用語が必ず出てきます。「標準治療」とは、手術、放射線、化学療法（抗がん剤など）を使用する、現時点で最も有効性が高い治療法のことです。日本では、保険診療で行うがん治療が「標準治療」なので、厳密な臨床試験で科学的に証明されていることが必須条件です。

例えば、新薬が出てくると、「標準治療」として使用されている現行の薬と、臨床試験で効果を比較して上回る効果が確認されると、今度はその新薬が「標準治療」となるのです。

でも、一般の人が「標準治療」という言葉に抱くイメージは、テストの「平均点」、列車の「普通席」、寿司なら「並」に近いのではないでしょうか？

がん専門病院から、もっとよい治療を受けたいと考え、「最新のがん治療」と宣伝している自由診療クリニックに切り替えてしまうことが実際に起きています。ただし、自由診療で行われている治療は、勝手に「最新」と名付けているだけで有効性が証明されていない「博打のような治療」でしかありません。

ちなみに欧米では標準治療のことを、「ゴールドスタンダード（黄金律）」と呼んでいるので、日本のような誤解は起きないそうです。

日本の保険制度はかなり優秀

日本の保険制度は、「標準治療」の高額ながん治療薬であっても、国民なら誰でも平等に受けられるシステムです。その中で重要なのが、高額療養費制度。がん治療のように高額な治療費がかかる場合でも、患者の自己負担に上限が決められている仕組みです。「地獄の沙汰も金次第」とならないよう、配慮がされているわけですね。

一方で、公的な医療保険制度が普及していないアメリカでは、ドライな対応です。民間保険会社が、契約者（患者）に「生涯支払い限度額」を設定しているため、これを超えてしまうと、がんが再発した場合でも給付はされません。

標準治療の具体的な内容は、がん種ごとの「診療ガイドライン」で紹介されています。書店での購入が可能で、インターネットでも閲覧できます。

進行がんで長期に生存している「がんサバイバー」と呼ばれる患者に共通しているのが、ガイドラインを読み込み、治療方針について医者と議論できるほど精通していることでした。

日本癌治療学会の「がん診療ガイドライン」は、基本的に医者向けの内容で、少し難易度が高いですが、自分の「標準治療」について正確に知ることが可能です。次のURLから、各ガイドラインにつながります。

▼ http://www.jsco-cpg.jp
「がん診療ガイドライン」が、各臓器別にまとめられたサイト。日本癌治療学会による医師向けの内容で専門性が高いですが、治療方針を知ることができます。

▼ https://ganjoho.jp/public/index.html
がんと宣告された時は、真っ先に国立がん研究センターが運営しているサイト、「がん情報サービス」にアクセスすることをお勧めします。

「標準治療」のことはもちろん、各がんの特徴や治療法、困った時の相談先など、がん患者が必要とする情報が網羅されています。組織の性格上、少し生真面目すぎるサイトですが、情報の信頼性は最高ランクです。


「がん情報サービス」

QRコード

信じてはいけない、
「抗がん剤は毒。
身体を弱らせるだけ」
多くの患者が、
がんを治すチャンスを失った理由

「抗がん剤だけは、やりたくない」という言葉を、今でも取材中に患者から聞くことがあります。近藤誠氏の主張が、やはり大きく影響しているのでしょう。彼は自著で、現在もこんな過激な言葉を吐いています。

「抗がん剤は農薬や毒ガスと同じで、毒性は過酷です。（中略）1回で死ぬこともある。きっぱり拒んでください」

肺がんを治療しながら生きる医師

東京大学医学部附属病院の放射線科医・前田恵理子さん。37歳の時、自分のレントゲン画像に白い影を見つけました。大きさ18ミリ。丸い塊にトゲが生えているような「肺腺がん」です。医師という職業であっても、茫然自失となったそうです。

左肺の60％を切除する手術を受けましたが、胸膜にがんの浸潤が見つかりました。診断は「進行がん」。5年生存率は3割。手術のあと、すぐに再発を防止するための抗がん剤治療を受けましたが、術後2年半で再発。

その後、分子標的薬、2回の手術、抗がん剤と放射線治療を受け、すべてのがん病変を治した前田医師にインタビューしました。

「完治してないじゃん、完璧に健康になってないじゃんって言われたら、そうかもしれません。確かにテニスやマラソンはできないけれど、普通に生活できるし、仕事も続けていますよ。抗がん剤治療の副作用は、やはり辛いです。はじめの1週間は気持ちが悪くて仕方ありませんでした。2週目になると症状も楽になって、3、4週目は意外に元気いっぱい。（笑）髪の毛は5週目くらいに抜けましたが、抗がん剤が全部終わると、また生えてきました。放射線治療も最中と終わってから1週間くらいは、だるくて、食道炎もでて辛かったですけど、そのあとはピンピンして元気になりますから、思うほど怖くないですよ。人間は意外と丈夫ですね（笑）」

――近藤誠氏は「抗がん剤は拒んでください」と患者に呼びかけていますが、医師として、患者として、どう感じていますか？

「近藤先生の話で注意しなければいけないのは、20、30年前の抗がん剤について語っているということ。当時の患者は、とにかくゲーゲー吐いて弱ってしまうんです。弱ってしまうから必要な量が投与できず、本来の効果が得られなかった。現在では副作用対策がすごく進歩して、吐き気を薬でコントロールできるようになったので消耗せず、抗がん剤治療を続けられ、効果が上がっています。分子標的薬が開発されて、遺伝子のタイプが合えばよく効くようになりました。放射線治療も病変部にピンポイントに集中して当てることが可能になり、がんが綺麗に消えて、脳転移も消えた、という患者さんもいます」

――「本物のがんは手術も放射線も抗がん剤も意味がないので放置を勧める」という近藤理論については?

「ごく早期には〝放置できるがん〟も一部にはあります。でも、それが本当に放置できるのか、できないのか、経過を見ないとわかりません。しかも大半が〝放置できないがん〟なのです。〝放置できないがん〟には鉄則があって、局所治療ができるうちに手術でがんをしっかり取るか、放射線で十分にがんを照射して根治させる。局所治療すれば治る患者さんに〝放置療法〟を勧めるのは、犯罪的とすら思います」

前田医師の闘病記『パッション・受難を情熱に変えて』(医学と看護社)には、過酷な治療を乗り越えていくヒントが記されていますので、ぜひ参考にしてください。

免疫療法には「効かないモノ」が紛れ込んでいる

ニセモノとホンモノのちがい

「免疫学者は嘘をついている、と医学界から言われた時期がありました。もっともらしい理論のさまざまな免疫療法の研究が、何十年と行われてきましたが、全部ダメだったからです。やがて、誰も免疫療法でがんが治るとは思わなくなりました。そこで僕たちは、従来とまったく違う発想をしたのです」

ノーベル生理学・医学賞を受賞した本庶佑氏（京都大学特別教授）は、文藝春秋の単独インタビューで、私にこのような意外な事実を語ってくれました。

人間の体内には、毎日約5千個のがん細胞が発生していると言われており、これを監視している免疫細胞が見つけ次第、がん細胞を排除しています。

主な免疫細胞は、血液中の白血球と樹状細胞です。白血球の中には、ナチュラルキラー細胞（NK細胞）や、Tリンパ球、マクロファージなどがあります。

かなり以前から、多くの研究者が免疫システムを利用すれば、がんを治せるはずだと考えました。それが広い意味での免疫療法です。

免疫療法の中には、大まかに分けると、「免疫細胞を活性化させる方法」と、「免疫抑制を解除する方法」の2種類があります。ここで注意してほしいのは、この2つはまったく違う治療法であり、結果も明暗を分けたということです。

ニセモノは効かないエビデンスを持つ

1970年代から2000年頃にかけて、研究者たちは免疫細胞を増やしたり、活性化させたりする研究にしのぎを削りました。

「樹状細胞療法」「NK細胞療法」「がんワクチン」「サイトカイン療法」「ガンマ・デルタT細胞療法」「リンパ球活性化療法」「ペプチドワクチン」……。

ネーミングや免疫細胞の種類は多少違っていても、基本原理はほぼ同じ。患者の血液から採取した免疫細胞を、独自の方法で培養、活性化させるなどしてから体内に戻す。これが「免疫細胞療法」です。

全国の大学病院などで臨床試験が行われましたが、どれも患者に効くという証拠が出せませんでした。現在、自由診療クリニックで行われている免疫療法の大半は、元を辿ると、「効かないエビデンス」がある「ニセモノ」で負け組の治療法なのです。

がんは、免疫細胞の働きを何らかの方法で抑制して、攻撃を逃れていることがわかっていました。本庶氏らは、「PD-1」というタンパク質を発見。これが免疫細胞の働きに「ブレーキ」をかける役割を担っていることを突き止めました。そして、「PD－1」によるブレーキを解除することで、免疫細胞の働きを取り戻し、がんを排除することに成功したのです。

ホンモノの免疫療法は「オプジーボ」

この「免疫抑制を解除する方法」によって、「オプジーボ」が誕生。

現在では、患者の約2割に極めてよく効き、画像上がんが消える「寛解」や生存期間が飛躍的に延びることが、数百人規模の臨床実験で証明されています。

免疫研究の第一人者である、元千葉大学教授の谷口克《まさる》氏が取材にこう答えています。

「培養した免疫細胞の生体内寿命は2～3日、長くて1週間です。培養した免疫細胞を静脈投与してみたところ、肝臓に集まってがん組織に届きませんでした」

免疫細胞を活性化させる方法を使っても、がんを排除できなかった理由が、まさにこれです。このように同じ免疫療法でも、基本原理が大きく違うこの2つの療法は、その効果に「天と地」ほどの開きがあるのです。

「高額な自由診療は、標準治療より優れている」という幻想

セレブクリニックは、一般病院より質が低い

「社会的に成功した人、有名なアスリート、会社経営者の患者さんは、お金をたくさん払ったほうが特別によい治療を受けられると思う傾向が強いですね。根性で人生を乗り切っているので大きく投資するほど、よい結果が返ってくる。ご自分の成功体験を医療にも当てはめているようです」

この話をしてくれたのは、慶應義塾大学病院・腫瘍センターの浜本康夫准教授（消化器内科）。「特別な治療」を希望するセレブ患者に対して、「標準治療」が世界で最高レベルのがん治療であり、日本の国民皆保険制度による恩恵であると説明しても、その後、パッタリとこなくなってしまう人もいるそうです。

アメリカは、民間の保険会社が受診先の病院はもちろん、治療検査の細かい内容まで、「保険の契約内容」によって指定します。高い契約ほど、良質で手厚い治療を受けられる仕組みですから、日本とは180度、方向性と内容が違います。

セレブ向けクリニックのあきれた実態

日本でも、セレブ向けの高額な自由診療クリニックが存在しています。

東京のあるクリニックで、自由診療の免疫細胞療法を受けると、1クール「約270万円」。新宿の高層ビルにあるクリニックでは1クール「約300万円」。駅近くのクリニックでは、1クール「約400万円」。豪華なサロンのような待合室、患者のイスは上品なレザーシート、膝をついて対応するスタッフ。VIP待遇を受けられるのは、間違いありません。

ただし、そこで行われているがん医療は一般病院よりも質が低いのです。それを簡単に見分けられるのが、「エビデンスレベル」です。

今さら聞けない「医療のエビデンス」とは

がん治療の診察を取材していると、「医者の説明を、患者が理解できない」という場面に遭遇することがあります。

象徴的なのは「医療のエビデンス」です。これは、多数の患者が参加した臨床研究の「証拠」と言い換えることができますが、研究手法によって質が大きく違います。

「専門家の意見」や「症例報告」のエビデンスレベルが低いのは、「偶然性」や「偏

エビデンスのレベル

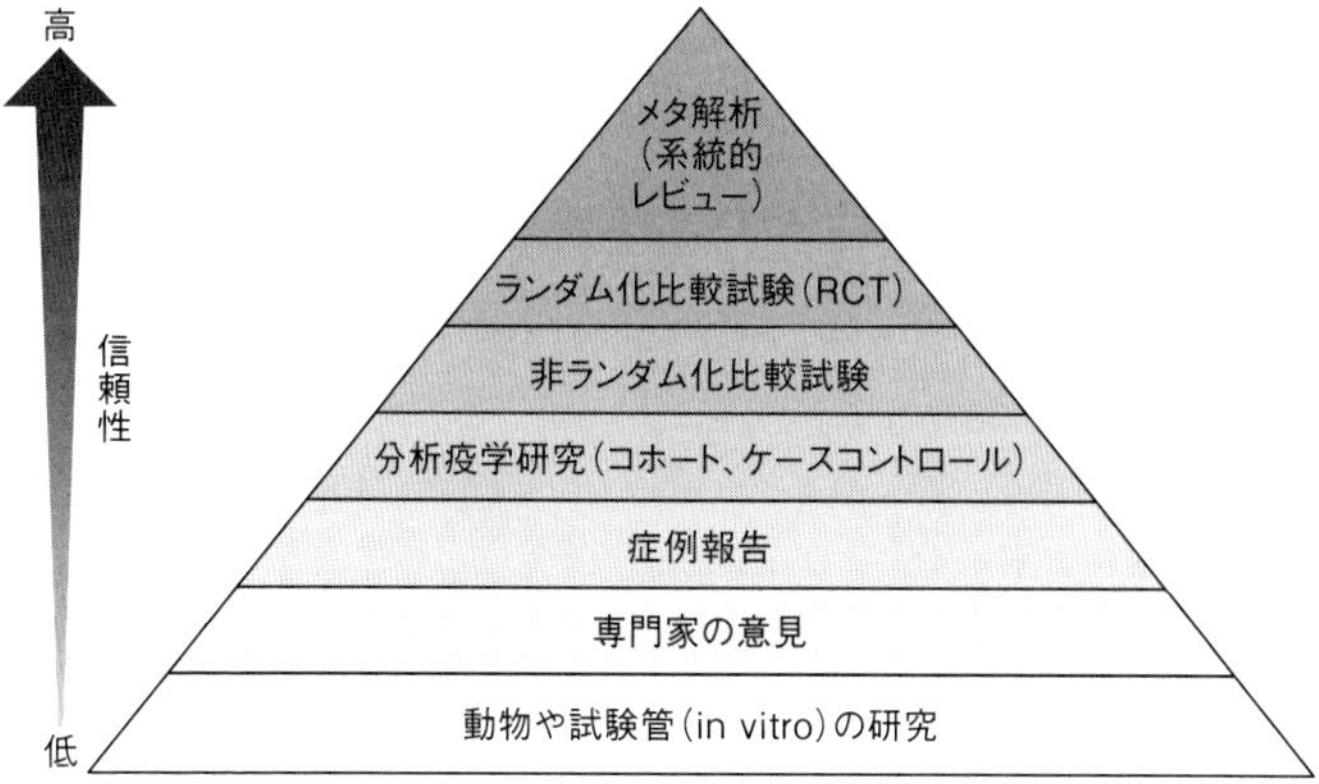

り」、極端な話を言えば「簡単に捏造」できるからです。自由診療のクリニックで「エビデンスがある」と主張しているところもありますが、大半がこのレベルです。つまり医学的にはほとんど意味がありません。

「医療のエビデンス」として認められるには、多数の患者を2つのグループに分けて比較する臨床試験を行う必要があります。その際、偶然性や偏りを排除するために、コンピューターによって患者はふり分けられ、その結果は研究が終わるまで患者本人も知ることができません。

先進医療は「看板に偽りあり」の本当は実験的医療

予期しない副作用も……

先進医療特約のカラクリ

ある生命保険のパンフレットには、「先進医療」にかかる費用の一例として、放射線治療の一種「重粒子線治療」を取り上げて「平均技術料　約315万円が全額自己負担！」としています。

この生命保険では、基本契約料・約4万2，600円に先進医療特約の上乗せ分は、月額わずか85円。それで約3000万円の「先進医療」がカバーされるのですから、とてもお得感がありますね。

ただし、これにはカラクリがあって、2万7，580円の総合医療特約をつけないと、先進医療特約は付けられません。

生命保険会社が特別扱いするくらいですから、「先進医療」を保険診療より優れた「切り札」のように考えている人も多いですが、それは大きな誤解です。

「先進医療」とは、将来的に保険診療の対象にするか、「検討中」の医療技術を指します。つまり、治療件数もそれほど多くないので、予測できない副作用が起きる「実

総医療費が100万円、うち先進医療に係る費用が20万円だったケース

①先進医療に係る費用20万円は、全額を患者が負担します。

②通常の治療と共通する部分（診察、検査、投薬、入院料*）は、保険として給付される部分になります。

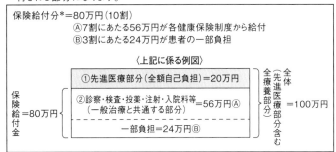

保険給付分*＝80万円（10割）

Ⓐ7割にあたる56万円が各健康保険制度から給付

Ⓑ3割にあたる24万円が患者の一部負担

〈上記に係る例図〉

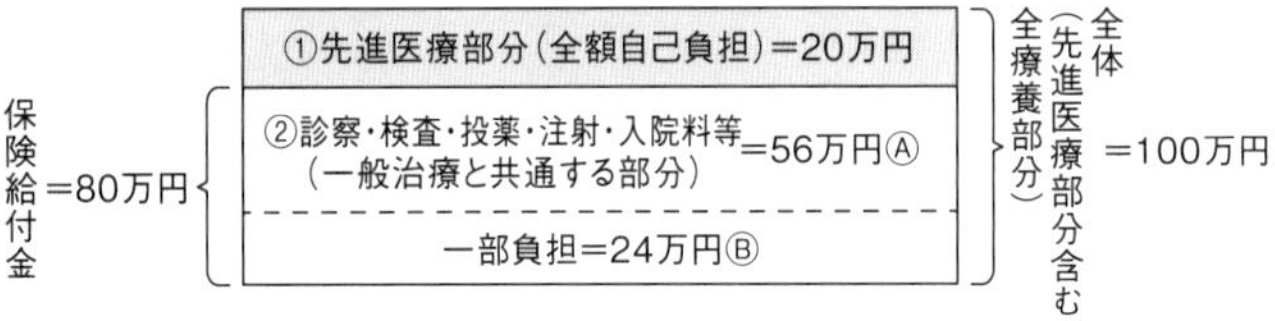

※保険給付に係る一部負担については、高額療養費制度が適用

験的」な要素がある治療です。

日本では、保険診療と自由診療などを同時に行う「混合診療」は原則禁止ですが、厚労省が指定した「先進医療」だけは例外として認められています。

この場合、「先進医療」部分は患者の自己負担で、保険診療部分については負担上限がある「高額療養費制度」の適用が受けられます。厚労省のウェブサイトでは、「先進医療」に指定されている、がん治療の40種類以上を確認できます。

例えば、最新の放射線治療「ＩＭＲＴ」は先進医療の時期を経て、現在は保険診療となっています。臨床で高い治療効果が証明されたからです。一方、さまざまな免疫

細胞療法が、先進医療に指定されて大学病院などで広く行われてきましたが、どれも有効性を証明できず、保険診療になったものはありません。

大半のがんで治療成績に大きな差はない

先進医療の代表格「重粒子線治療」。使用する重粒子線（炭素イオン線）は、ある程度進むと急激にエネルギーが下がる性質があります。この原理を利用すると、周辺臓器にダメージを与えずに高いエネルギーで、がんを照射することが可能になると言われています。ただし体育館ほどの広さが必要で、設置費用も３００億円以上。２０２０年1月時点で、千葉、兵庫、群馬、佐賀、神奈川、大阪の6施設しかありません。

すでに重粒子線治療の中で、「骨軟部腫瘍」「頭頸部がん」「前立腺がん」に関しては保険適用になっています。X線を使用した放射線装置も大きく進化して、ピンポイントで高い放射線を当てることが可能になりました。そのため、大半のがんで重粒子線治療と治療成績に大きな差はない、という指摘が専門家からも出ています。

「銀歯の突起」が舌がんになることもある

長期間、同じ場所にある口内炎に注意

舌がんをブログで公表した、タレントの堀ちえみさん

左側の舌にできた「扁平上皮がん」で、見つかった時は左首のリンパ節に転移があり、「ステージ4」と診断されました。

手術では、舌の約6割を切除して、そこに太腿の組織を移植して再建したそうです。壮絶なリハビリを乗り越えた彼女は、1年後に「徹子の部屋」でテレビに復帰を果たしました。

表舞台に立ってきた堀さんは、舌がんが判明した当初、手術を受けたくないと考えていたそうです。ただし、ステージ4の「舌がん」の5年生存率は約5割。たとえ転移があっても、手術や放射線治療に期待できるのです。

舌がんには、他のがんとは違う2つの特徴があります。まず患部を自分で目視できること。そして比較的早期の段階で、自覚症状があることです。

堀さんの場合、口内炎が治らないと一般歯科医院に伝えていましたが、当時服薬していたリウマチ薬の副作用と疑われ、歯科医はレーザー照射などを行いました。

結局、舌がんと診断されたのは、症状が悪化してから、堀さん自身の判断で専門病院を受診したからでした。ギリギリのところで、自らの命をつなぎとめたと言えるでしょう。

舌に白っぽい斑点や、しこり、しびれが続いたら

実は、銀歯の突起部分が、舌がんの原因になる場合もあります。

「患者は50代の男性でした。舌の一部が白く変色して、痛みが1ヶ月以上治らない、ということで受診されたそうです。よく見ると、銀歯の尖った部分が舌に接触して、病変ができていました。がんの可能性が高いと考えて、検査と治療を兼ねて大きめに切除したところ、約1センチの早期舌がんでした」

口腔がんのスペシャリストである、静岡がんセンター・鬼塚哲郎医師（頭頸部外科部長）は、突起など銀歯が何かしら関係したと思われる舌がんを、30症例以上診てきたそうです。

「口腔粘膜の前がん病変（がんに進展する確率が高い状態）がある方は、歯科で突起部分を

銀歯の突起が舌がんを引き起こしたと思われるケース

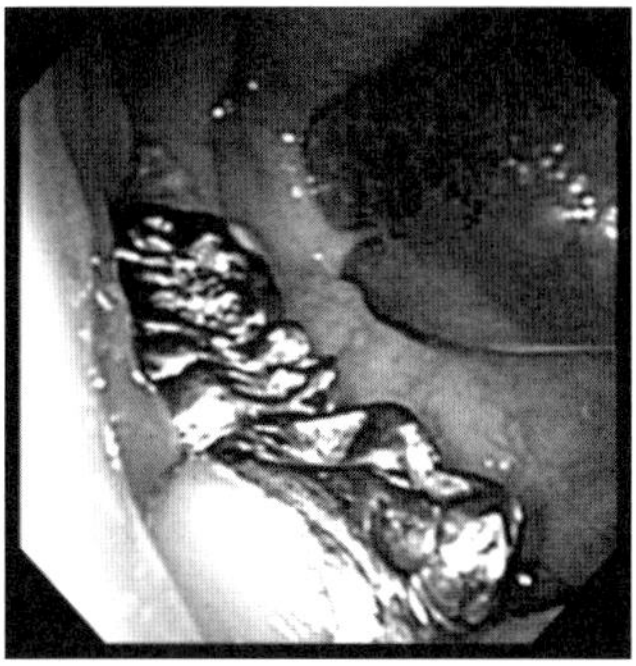

画像提供：鬼塚哲郎医師

研磨してもらうとか、銀歯を外してセラミックやコンポジット・レジンに変えると症状が軽快します。1か月以上同じ場所にある口内炎は、油断しないほうがいいでしょう」

舌に白っぽい斑点や、固いしこり、しびれなどが1ヶ月ほど続く場合は、舌がんの可能性を疑ってください。その時は、「耳鼻科」「頭頸部外科」「口腔外科」などの専門性が高い診療科を受診することをお勧めします。

異変を感じたら、放置しないことが大切です。

コラム 1 がん治療とエビデンスの話
――勝俣範之教授（日本医科大学腫瘍内科）に聞く

これらの情報の中で、最も信頼できるのはどれだと思いますか？

・数百〜千人規模の患者数のランダム化比較臨床試験の結果
・マウス実験で著明な効果を示した〇〇薬
・自由診療の免疫細胞療法２万例の実績
・がんにフコイダンが効いたという体験談

がんの治療は、臨床試験で科学的に効果と安全性が確認された「標準治療」で行われます。これは「並」の治療ではなく、現時点で最も優れた「世界標準」の治療と考えて下さい。

一方で、食事療法とか、温熱療法とか、科学的な裏付けがない民間療法を「代替療法」と言います。アメリカの国立がん研究所によると、代替治療だけやった人と、標準治療の人を比較すると、代替治療だけの死亡リスクは「2.5倍」も高かったという結果が出ました。

医薬品は、まず細胞実験と動物実験で効果を立証してから、患者さんの臨床試験で三段階の高いハードルを通り抜けて、ようやく承認され保険適用になります。

一番初歩的な安全性を確かめる第一相試験のレベルで、保険適用になる可能性は「3.4%」。効果を確かめる第二相試験までいくと、「6.7%」。

そして第三相試験でも「35.5%」と約３分の１の確率です。これはランダム化比較臨床試験（RCT）といって、従来の標準治療と新しい治療（新薬など）とランダムに振り分け、長期的にどちらの生存率が良かったかを比較する、優勝決定戦みたいなものです。

「標準治療」は、こうして厳しい審査をクリアした、有効性と安全性の証拠＝エビデンスが確認された治療法なのです。

つまり「マウスの実験」で効果があっても、人間のがん治療でも使えるわけではありません。「免疫細胞療法２万例の実績」も、「個人の体験談」も第三者の審査を受けていませんから、エビデンスとは言えないのです。エビデンスのレベルについては85ページを参照してください。

第 3 章

信じてはいけない「代替療法&都市伝説」

話題の高濃度ビタミンC点滴のエビデンスは「ゼロ」

抗がん剤のような効果はない

ビタミンC点滴を行う「心療内科医」

東京山手線の駅近くに「心療内科」の看板を掲げたクリニックがあります。公的な健診も担当している保険診療の一般的なところですが、インターネットで「高濃度ビタミンC点滴療法」を紹介していたので、訪ねてみることにしました。

院内に入ると、待合室は満員状態。診察まで2時間待ち、と言われました。人気が高いクリニックなのでしょう。名前が呼ばれて診察室に入ると、つるりと頭が禿げ上がったベテランの医者が待っていました。私がCT検査で肺の影が見つかったことを告げると、こう言いました。

「とりあえず先に高濃度ビタミンC点滴でがんを叩いて、小さくなったら、頃合いを見て、手術で取っちゃったほうがいいんじゃないですか」

――治療効果はどうですか？

「以前のような宣伝文句は通りません。がんを小さくする。転移を防ぐ。そういう効果はあります」

——高濃度ビタミンC点滴の量は？

「そりゃあ、マックスやったほうがいいです。75gでやったほうがいい。副作用はありません」

医者は、ビタミンCは25gから始めて、75gに上げたら、後は維持しますと言い含めました。とはいっても高濃度ビタミンC点滴療法は、決して安くはありません。

1回あたり45g＝1万3000円、50g＝2万円、75g＝2万5000円。ちなみに10回分を前払いすると、1割引の特典が用意されていました。

ビタミンC点滴は、がん治療薬ではない

「高濃度ビタミンC点滴は、腎ガン、卵巣ガン、乳ガン、肺ガンなど、60〜70％に効果があると言われている。寛解期を延長させる（再発予防）」（原文ママ）

このように、堂々と効能効果を示しているクリニックや「超高濃度ビタミンCは抗がん剤の一種」と宣伝しているクリニックもあります。

これらのクリニックは、2005年にアメリカ国立衛生研究所（NIH）の科学者

らによる「がん細胞に対してだけ高濃度ビタミンCが、選択的毒性として働く」という研究を宣伝に利用しています。

しかし、原著論文を確認すると、臨床試験ではなく、基礎研究でした。「in vitro」と研究者が呼ぶ、あくまで実験室の「試験管の中で」起きた現象なのです。「in vitro」で起きた現象の大半は、人間の体内で再現することができません。理由は免疫機構など、複雑な要素が絡んでくるからです。

実はビタミンCを使った臨床試験は1970年代から数多く行われましたが、すべて否定的な結果でした。つまり、〝効かなかった〟のです。

それなのに、ビタミンCが米国のがん治療で広く使われている、と日本では宣伝されています。そこで、米国屈指のがん専門病院・テキサス大学MDアンダーソンがんセンターの上野直人教授に現地の実状をお聞きしました。

「米国で、実施中のビタミンCの臨床試験は1つしかありませんし、過去の研究はすべて否定的な結果でした。したがってビタミンCをがん治療に使用している腫瘍内科医は、皆無に等しい。エビデンスがゼロなので、患者からお金を取るのは詐欺に近いですね」

温熱療法（ハイパーサーミア）では、がんは消えない
普及していない「ナゾの治療」

「妻はロックグループのクイーンが好きでした。最後の思い出は、日比谷のシネコンで映画『ボヘミアン・ラプソディ』を一緒に観たことです」

2人だけの大切な時間を、慈しむように男性は語りました。早期乳がんだった妻は、外科手術の前日にキャンセル。適切な治療を受けられず、1年9ヶ月後、肝臓と肺に転移して、この世を去りました。

失われずに済んだ命だったのではないか。私は思わずに入られませんでした。

「どうしても乳房を残したいのなら〝別の方法〟があります。3ヶ月もすれば、がんは消えます。消えない人でも6ヶ月やれば消えます」

このように男性と妻は、自由診療のクリニックの院長から告げられていたそうです。〝別の方法〟とは、「ハイパーサーミア」という温熱療法でした。

温熱療法で、がんは消えるのか？

乳がんの女性が治療を受けていたクリニックを訪ねると、そこは、不思議な空間でした。高い天井に大きな金色のシャンデリア。中世ヨーロッパ調の家具類。映画のセットのような中に鎮座する、大型の温熱治療装置。セレブの患者をターゲットにしているのだろうと思っていると、院長が現れました。

「ここは、その辺の免疫療法のクリニックとは違います。僕は総合病院の外科部長として臨床をしていますから、手術もお勧めしています」

——温熱療法でがんが消えると説明した？

「絶対に言いません！　僕は100％言いません。（温熱療法を）3ヶ月間試してダメだったら、手術に決断がつくでしょうという話。早期がんなので、手術できないくらい手遅れになることは少ないだろうと」

院長は強く否定しましたが、夫のICレコーダーに「温熱治療器は少なくとも50回は当てないと〝がんが消えるという効果〟までは出ません」という院長の音声が記録されていました。これでは手術を決断するどころか、患者や家族が、温熱療法によって「がんが消える」と理解すると思われる発言です。

ほとんど普及していない「ナゾのがん治療」

がん細胞は42・5度以上になると死滅しますが、正常細胞は血管が拡張することで血液の循環量をあげて、熱を逃がすことができるとされます。温熱療法（ハイパーサーミア）は、この原理を利用した治療法です。

しかし、温熱療法は40年以上前、日本に導入されたにもかかわらず、ほとんど普及していない「ナゾ」の治療法なのです。知人の腫瘍内科医たちにも、温熱療法を使用している人はいないのでその理由を聞いてみると、「あまり必要性を感じない」。

日本ハイパーサーミア学会では、Q＆Aで、次のように説明しています。「理論上はあらゆる癌に有効ですが、実際には温めやすいもの・温めにくいものさまざまです。また、施行病院によってさまざまながんに対する治療の得手・不得手もあります。温熱療法だけでがんが根治できるのは稀と考えられています。一般的には放射線治療や抗癌剤治療と組み合わせるのが一般的です」（同学会HPより抜粋）

専門学会がこのように明言していながら、一部のクリニックは温熱療法だけでも、がんを治せるとして、高額な自由診療で行っているのです。

温熱療法だけで、がんは治らない――この情報が早期乳がんの女性に正確に伝わっていたら、彼女はきっと別の選択をしたでしょう。

丸山ワクチンは効くのか？
がん治療薬なのか？

エビデンスはないが、必要とされる薬

緩和ケア外来の診察が終わりかけた時でした。膵臓がんステージ4の70代女性が、付き添っていた娘に促されて、こんな質問をしました。

「先生、丸山ワクチンのことを教えてもらえますか？　どの程度効くのかとか、今一つわからないので」

これに対して萬田緑平医師からは、こんな言葉が返ってきました。

「丸山ワクチンの説明は、ここではしません。でも、やりたいなら、書類を書いたり、注射をしたりするお手伝いはしますよ」

そして、しばらく考え込んでから、萬田医師は言葉を繋ぎました。

「がん患者は困っているから、それを利用して儲けようとする人がいます。免疫療法とか、いろんな治療でね。僕はほとんど効かないと思います。ただ、丸山ワクチンはそんなにお金がかからないし、何パーセントか効くかもしれません」

「そうですよね、昔からありますものね」と女性。ホッとした表情を見せました。

おそらく一般の人も、女性と同じような理解ではないでしょうか。

「丸山ワクチン」の名前とがん治療薬ということだけは知っているけど、あとはよくわからない……。

都市伝説になった免疫治療薬

丸山ワクチンは、１９７６年に「ゼリア新薬」から、「抗がん剤」として旧厚生省に承認申請されましたが、臨床試験のデータ不備などの理由で却下されています。

当時を知る本庶佑氏（京都大学特別教授）は「丸山ワクチンは常に同じ成分を調整することが困難で、科学的なコンポーネントを記載できなかった」と、私のインタビュー取材に答えました（文藝春秋２０２０年3月号）。

決定的だったのは、臨床試験で有効性を証明できなかったことです。

とはいえ、当時は丸山ワクチンに強い期待を寄せる患者はたくさんいました。そのため、旧厚生省が「有償治験」という特例措置を設ける裏技を使ったのです。

以来、「丸山ワクチン」を投与されたがん患者は、約42万人。現在も主治医の同意さえあれば、誰でも丸山ワクチンの投与を受けることができます。主成分は、結核菌から抽出した「アラビノマンナン」という多糖体で、抗がん剤というよりも、免疫療法の草分け的な存在といえます。

受付は、日本医科大学付属病院（東京・文京区）の1ヶ所のみ。費用は、1クール・40日分で＝9,000円（税別）。がん治療薬としては、かなり安価な部類です。

エビデンスの対極にある存在意義

この先、治験薬の丸山ワクチンが承認されることはまずありません。その理由は、新薬が承認を受けるには、標準治療の医薬品との比較臨床試験が必要ですが、がんの種類や進行ステージなど、対象となる患者の条件を揃えることが前提だからです。

したがって、誰でも使える丸山ワクチンの有償治験は、承認を得ることが目的ではなく患者にワクチンを供給するための手段になっているのです。

冒頭にご紹介した膵臓がんの女性は、丸山ワクチンを受けました。

「あの頃、母はなんとか命をのばしたいと思いながら、なす術《すべ》がなくて真っ暗でした。丸山ワクチンは一筋の光であり、希望でした」と娘は、当時を振り返ります。

エビデンスがなくても、必要とされる薬。

丸山ワクチンは、これからも不思議な存在として、あり続けるのかもしれません。

奇跡を信じて、
玉川温泉を訪れる人々
効果があるのは、がん患者の「心」

見渡す限り、岩肌がむき出しの荒涼とした大地。沸騰する地底の雄叫びのような、大量の蒸気。地獄谷という名がふさわしい風景の中に、たくさんの人々が横たわっていました。その大半は、がん患者です。

秋田県の山奥にある秘湯、玉川温泉。ここは奇跡の物語に惹かれて、がん患者たちが全国から集う場所です。彼らの目的は温泉に浸《つか》ることではなく、微量の放射線を出す玉川温泉一帯にある「北投石」の岩盤浴だといいます。

居心地のよい場所を見つけてゴザを敷き、思い思いの姿勢で大地に抱かれる。おそらく、消し去りたい腫瘍を最も近づけるようにして。

「余命半年」といわれた進行がんの患者が、元気になって毎年ここへ戻ってくる――このような現代医学では考えられないエピソードが、玉川温泉では語り継がれているのです。

私がここを訪ねたきっかけは、毎日新聞の記者・佐藤健さんの連載でした。佐藤さんは肝臓がんと食道がんを患い、東大附属病院で治療を受けながら、がん患者が集う玉川温泉を2度訪れていました。

奇跡の温泉が効くのは「がん患者の心」

玉川温泉の岩盤浴エリアには、屋根と骨組みだけの簡単な小屋があちこちに建てられており、5、6人が身体を寄せ合って、寝転んでいました。隅っこに入り込ませてもらうと、先客たちの会話が耳に入ってきます。話題は、がん治療のことばかりなのに、笑い飛ばすような明るさがそこにはありました。

佐藤さんは闘病の末に亡くなりました。彼の連載を同志の記者がまとめた『生きる者の記録』(毎日新聞社)には、玉川温泉で再会を約束した人たちが、亡くなってしまう現実が記されています。がんが治るという奇跡は起きなかった。けれども、現代社会が失った心の繋がりを、患者同士だからこそ取り戻せる場があること、それこそが「玉川温泉の奇跡」なのかもしれません。

「放射線ホルミシス効果」の真相

「低い放射線は、免疫機能の向上などをもたらし、身体のあらゆる活動を活性化、病気を治したり、老化を抑えたりするなどの身体によい影響を及ぼす」

これが「放射線ホルミシス効果」の概念です。がん患者が玉川温泉に集まるのも、この「放射線ホルミシス効果」を信じているからでしょう。

日本の原子力産業に関係が深い「電力中央研究所」は、1990年代にマウスを使った研究で、「がん転移の抑制」「胸腺リンパ腫の発生抑制」などの放射線ホルミシス効果を確認したと大々的に発表しました。

これを受けて、日本では「放射線ホルミシス効果」とされる、がん治療が数多く出てきました。ラジウム鉱石などを使用した「ホルミシス・ルーム」では、「がん転移」「腫瘍増殖の抑制効果がある」と謳っています。

このほか、微量の放射線が出る「ラドンガス発生器」も、がん治療に使用されていますが、アメリカでは肺がんの原因2位がラドンガス。あえて「ラドンガス」を吸わせるのは、狂気の沙汰としか言いようがありません。

その後、電力中央研究所はホルミシス効果の研究について、人間への応用は適切ではない、と表明しています。

ジュース、スープ、食事で、がんは消えない

食事療法のあきれた実態

あなたがもし、「野菜ジュースを飲むと、実はガンが消えるんですよ」と医者から真顔で言われたら、はたして無視できるでしょうか？

友人の轟哲也さんは、スキルス胃がんでした。妻の浩美さんは、〝食事療法でがんが治る〟という情報を知ってから、憑かれたようにこの療法に取り組み始めました。

「ご自身がゲルソン療法で大腸がんを治したという、医師の本を読みました。それからです、私が走り出したのは。大量のにんじんを買い込んで、ジューサーにかけて、それを哲也さんに飲ませる。絶対に、私が彼の命を救うんだと」

ついには、哲也さんが耐えかねて、「いったい誰のためにやってるんだ、科学を理解してくれ」と口にして、ようやく浩美さんは食事療法の呪縛から解放されました。

食事療法のあきれた我田引水

浩美さんがハマってしまった「ゲルソン療法」を提唱している医師の専門は、なんと「精神科」。著書では大腸がん（S状結腸）が肝臓に転移、「5年生存率0％*」の崖っぷちに立って食事療法を行ったことで、生きのびることができたと記しています

（＊彼が治療していた１９９０年頃のＳ状結腸・遠隔転移（ステージ４）の５年生存率は「８・９」％であり、決して「０％」ではありません）。

「ゲルソン療法」は、アメリカのマックス・ゲルソン医師が、１９３０年代に提唱した食事療法で「野菜ジュース」を１日13回飲み、動物性タンパク質の摂取を原則禁止、さらには「コーヒー浣腸」を行うというものでした。

　精神科医はこのゲルソン療法にアレンジを加え、自身の名を冠とした独自のゲルソン療法を提唱しています。症例の１つ、「大腸ガンから転移した、手術不能な七つの肝臓ガン＊が約１年で消滅」（＊表記は原文ママ）を詳しく見てみましょう。

「ニンジン・野菜ジュースを１日２・５リットル」「免疫力を高める尿療法（※自分の尿を飲む）」を指導、患者の判断で丸山ワクチンも受けたところ、１年後に肝転移がんが完全消失したそうです。ただしこの患者は「肝動注ポートによる抗がん剤投与」を受けていました。著書では「２・５リットルの野菜ジュースが功を奏した」としていますが、抗がん剤の効果だと考えるのが自然だと思います。

　なお「食事療法の大家」がもう１人います。約５０００人を診てきた外科医で、大学教授の肩書きもあり、巷に氾濫する「ジュースでガンが消えた」「ガンが食事で治る」系の大半がこの医師による著作。彼らはガンと表記するのが特徴です。

「ガンが消えた！」のあきれた正体

「乳ガンから肺や脳など全身に広がった転移ガンが完全に消えた」という56歳の女性は、脳腫瘍をガンマナイフ（放射線治療の一種）、頭蓋骨転移は開頭手術、そしてホルモン療法を行っています。

この医者の指導で、しぼりたてニンジンジュースを1日3回、400～500㎖を飲み、三食を十穀米入り玄米、おかずは野菜やキノコ、豆腐などの食事を続けた結果、PET検査で全身にあったガン細胞が、すべてキレイになくなっていた――。

「最適な医学的治療を行いながら徹底した食事療法を行うと、このように改善しうる」とこの医者は主張していますが、食事療法の効果は証明されていません。

そればかりか、米・国立がん研究所は、にんじんの主成分である「β－カロチン」のサプリメントを摂取した人は、肺がんリスクが上昇したと公表しました。

「ガンが食事で治る」は「虚偽」「誇張」の類。食事療法でがんは消えません。

逮捕者も出た「フコイダン・ビジネス」を信じるな

このエキスでがんが治った患者はいない

「フコイダン・ビジネス」で逮捕者

「フコイダンエキス」という健康食品を、約1万人に販売して、約28億7000万円を売り上げた会社の社長ら幹部4人が、2019年8月に逮捕されました。

医薬品として承認を受けていないのに、「がん細胞が自滅する」と宣伝・販売した、医薬品医療機器法違反（未承認医薬品の広告、販売）容疑です。この会社は約3000円で仕入れた商品を5万円超の価格で販売していたという報道もありました。

フコイダンの原材料は「もずく」や「がごめ昆布」など。ぬめり成分に「抗がん作用がある」とされていますが、臨床試験で実証はされていません。

しかし日本のがん患者の4割以上が、治療以外にサプリメントなどの補完代替療法をやっているという調査結果があります。そこにつけ込む業者は数多く存在しており、今回逮捕されたのは氷山の一角でしかありません。

現在も「フコイダン・ビジネス」で、がん患者を欺き、巨万の富を築いている人間が数多く存在していますが、これを可能にしたのは、国立大学の〝信用〟でした。

フコイダンを信じる理由

前述の轟浩美さんは、フコイダンにも多額のお金を使っていました。

「親族や友人たちから、いろんな代替療法の情報が届きました。最初にたどり着いた『某国立大学名誉教授』という人が推薦文を書いていたんですよね。抗がん剤とフコイダンを同時にやれば、がんを小さくして手術に持ち込めるんじゃないか？　と思ってしまったのです。フコイダンもピンキリで、安いと効かないだろうと、月30万円の製品を選びました」

轟さんは退職金をつぎ込み、「フコイダン」だけで200万円を使ったそうです。そこまで熱を入れたのは、無理もありません。その国立大学院のウェブサイトには、フコイダンの抗がん作用が明確に記されているからです。その一部を引用します。

「臨床的にはすでに明確な結果が出ています。一例を挙げれば、和歌山県のある病院で2003年3月からフコイダン療法を始めました。低分子化フコイダンを飲用した患者さん82人（うち末期がん47人）の約80％に容態の改善が認められました。数あるサプリメントの中でも約80％という有効率はかなりの数値です」

学術研究か？　それとも商品宣伝か？

国立大学の研究室が、ここまで「フコイダン効果」をアピールすれば、誰でも信用するでしょう。ただし、注意してみると「何が改善したのか」判然としません。

それに、医師が「臨床的に明確な結果が出ている」という表現を使う場合は、第三者が研究内容を検証できるように「論文」の形を取るのが一般的なはずです。そこで、問題の国立大学の研究室に質問状を送りました。回答期限までに反応がないので、研究室に電話すると、担当の研究者が取材に応じました。

「自分は医者ではないので、がん患者の臨床研究論文は書いていない。フコイダンの効果については間接的に聞いているし、自分も確信している。フコイダンの研究は、食品の範囲内であり、医薬品にする具体的な計画はない」

フコイダンは臨床的に明確な結果が出ている、という主張の根拠は実に曖昧でした。確かなことは〝フコイダンでがんが消える〟は都市伝説だということです。

アガリクス、しいたけエキス、霊芝……サプリメントのリスク

油断できない副作用

「アガリクス」の死亡リスク

「キノコは免疫力を高める、がん予防になる」という話を耳にしたことはありませんか？　それは抗がん剤の原材料として、サルノコシカケ、シイタケ、カワラタケなどが使用されてきたことが理由にあるようです。

ただし、こうしたキノコを材料にした抗がん剤は製造中止になったり、効果にも疑問符がつくなど、評価が大きく変わっています。

それでも、がん患者を対象にしたアンケートで、最も人気があるサプリメントが、「アガリクス」。ブラジル産のキノコで、日本名をカワリハラタケ。現在は、国内で生産されているものも多いようです。

「アガリクス」の人気は「抗がん作用がある、免疫力を高める」といわれていることが原因ですが、それを明確に立証する臨床試験は1つもありません。研究論文として存在するのは「サプリメントの使用者にアンケートを送った結果、知覚効果を高める作用があった」という類のものです。つまり、「アガリクスが効く」というイメージは、サプリメント業者による高額な商品を売るための「情報戦略」でしかありません。

逆に安全性に関しては、気になる情報もあります。抗がん剤の1つ、ドキソルビシンとアガリクスを併用して、肝障害を起こした患者が死亡するケースが相次いで報告されています。また、経過観察中の肺がん患者が、アガリクスを服用して「間質性肺炎」を起こしたケースもあります。これは死亡リスクが高い重篤な副作用ですので、サプリメントだからといって油断はできません。

漢方薬でもある「霊芝《レイシ》」には「抗腫瘍活性がある」とされていますが、臨床試験で有効性が立証されたものは見当たりません。

一方、健康被害が起きた報告はあり、血小板減少症の人では出血傾向や、血圧降下作用の医薬品と併用すると、低血圧を起こす可能性があるそうです。飲み合わせの薬で「相互作用」が起きるリスクがあるので、必ず主治医に伝えたほうがいいでしょう。

「**メシマコブ**」は桑の木に寄生するキノコで、中国語名は「桑黄」。漢方薬として止汗・利尿に使われています。「免疫を上げる」「がんに効く」としてサプリメントが販売されていますが、これも有効性については信頼できるデータはありません。

大量に摂取すると、下痢や嘔吐を引き起こす可能性があります。

「**しいたけ**」は古くから「免疫力を高める」と言われ、抗がん剤の主成分にも使用されています。抽出成分の「**ＡＨＣＣ**」は大手製薬会社も参入して、さまざまな種類のサプリメントが開発・販売されていますが、有効性については、マウスの実験が大半です。過大な効果は期待しないほうがいいでしょう。サプリメント業者の中には、会員制の販売システムを取っているところもあるので注意が必要です。

「**マイタケ**」から抽出したグルカンを主成分としたエキスが、アポトーシス（がん細胞死）を誘導して「乳がん、前立腺がん、膀胱がん、肺がん、胃がんなどに有効」と宣伝されていますが、がん患者で効果が証明されたわけではありません。高額なサプリメントが販売されているので注意してください。

コラム 2

がん情報の見分け方（前編）

——国立がん研究センター・がん対策情報センター長 若尾文彦さんに聞く

◆ニセがん情報が与える悪影響

現時点で最善の「標準治療」ではなく、間違った治療を選択してしまうと、治療のタイミングを逃して、がんを悪化させてしまう場合があります。

2017年の医療法改正で、病院・クリニックのウェブサイトに未承認薬の治療は、広告禁止となりました。しかし、インターネットのように利用者が自分で情報を取りに行くものに限り、治療内容、費用や治療リスクを付記すれば、広告可能とする「限定解除」という抜け穴が認められてしまったのです。また、虚偽、誇大、治療前後の画像、患者の体験談を掲載することも禁止になりました。患者は、掲載された成功症例と同じ結果を期待するものですが、現実は違います。使用されている画像も、実は加工されていたり、不適切なものがありました。

医療法改正によって、違法広告は減りましたが、現在でも一部のクリニックが症例画像を掲載しています。

また、ずる賢いところは、ウェブサイトが規制されたので、「無料説明会」に患者を呼び、そこで症例画像を見せて高額な自由診療に勧誘しています。

危ないウェブサイトを見分けるポイントをまとめたので、参考にして下さい。

危ないウェブサイトの特徴

①断定的、誇張した表現がある

➡ 100％完治、末期がんからの生還、どんな部位のがんにも効く

②惹《ひ》きつけるワードがある

➡副作用がなく体に優しい、再発・転移でも諦めないがん治療

③自由診療のがん治療

➡事前に確認「費用総額、治療のリスク、重い副作用の対応」

④患者の体験談、症例画像を掲載

➡改正医療法で禁止されている行為（同じ結果になる保証なし）

⑤無料説明会・相談会の案内

➡治ったとする画像等を見せて、高額な治療に勧誘

第4章

ついしてしまう「がんフェイク情報」の共通点

自由診療クリニックが、上位表示されるカラクリ

ネット検索の落とし穴、複数キーワード入力

「告知を受けた時、頭が真っ白になって思考停止してしまった――」

がん患者と家族の多くがそう言います。

前述したようにがんの「標準治療」は、現時点で最も効果が期待できる治療法ですが、一定の割合で効果のないケースも出てきます。また、副作用や予想できないトラブルが起きる可能性もゼロではありません。

このような、がん治療の現実を医者から伝えられると、「もっとよい治療法があるのでは」と、患者や家族はインターネットの検索を始めます。

実は、そこに「落とし穴」が待ち受けているのです。

例えば、日本最大のポータルサイト、「Yahoo! JAPAN」の検索窓に「肺がん」「治療法」と2つのキーワードを入力してみると、約678万件がヒットします（2020年2月現在）。検索結果の一番上の見出し（青字）には、こう記されていました。

『心と体に優しい希望の肺がん治療-標準治療と併用可能』

不安に包まれたがん患者には、嬉しい言葉です。ウェブサイトを開いてみると、自由診療の「免疫細胞療法」でした。

ということは、最初に表示された「免疫細胞療法」の情報が、「肺がん、治療法」

というテーマで最も重要なのでしょうか？　実は、ここに落とし穴があるのです。

「広告」の表示に要注意。提供元を確認しよう

『手術、放射線、抗がん剤による肺がん治療を助ける治療があります』

このように同サイトでは説明されています。しかし、「免疫細胞療法」は90年代から大学病院などで多くの臨床試験が行われ、1つも有効性が立証できなかった「過去の産物」。

だからでしょうか、最近では「標準治療」と併用すると上乗せ効果が期待できるという主張に変えています。

実はネットの検索で「治療法」に、「胃がん」「膵臓がん」「乳がん」などを組み合わせても、同じクリニックのサイトが一番上に表示されます。

インターネット検索で表示される順位を決める「アルゴリズム」は、各ウェブサイトの「人気度」「重要度」「信頼性」などを組み合わせていますが、「免疫細胞療法」が最初に表示されたのは別の理由でした。

広告で上位表示される信頼性の低いサイト

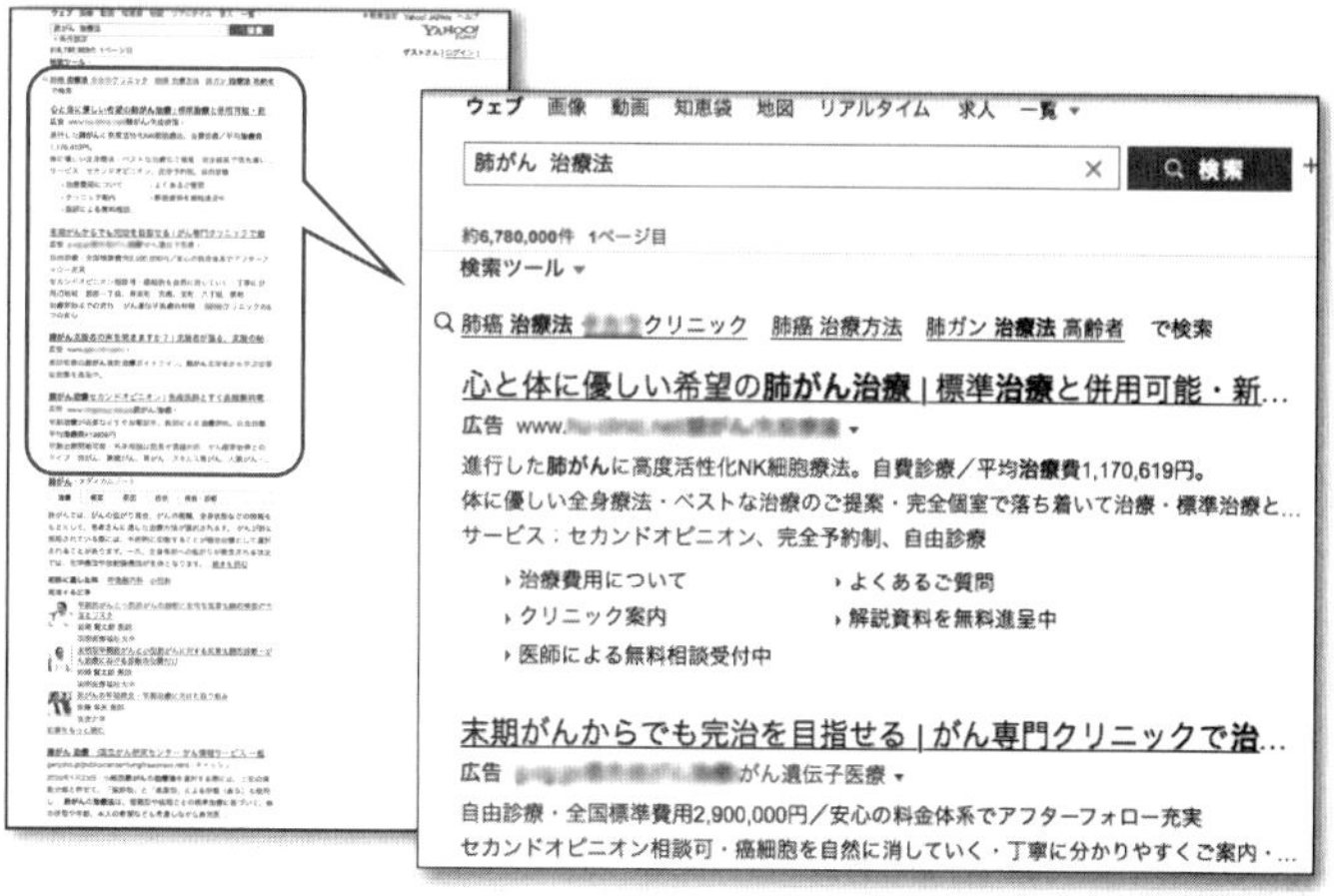

別掲画像を見ていただくと、検索結果の見出しの下に「広告」の二文字が確認できるはずです。「Yahoo! JAPAN」では、上から4番目までが自由診療の「広告」でした。ようやく6番目で、国立がん研究センターの信頼性が高いウェブサイト「がん情報サービス」が表示されます。

対策ですが、まず「がん情報サービス」を開き、そのサイト内にある検索窓に、調べたいキーワードを入力して下さい。そうすると、信頼性の高い情報にアクセスできます。また、サイト内の情報を読む前には必ず、提供元を確認する習慣をつけることをお勧めします。

がん患者をあざむく、CT画像の「トリック」

効果の偽装は、効かない証拠

信じてはいけない「症例画像」

2018年6月施行の「改正医療法」によって、クリニックの広告・宣伝を目的にしたウェブサイトに症例画像を掲載することは原則禁止となりました。

自由診療クリニックは、禁止されるまで高い治療効果があった（とされる）症例画像だけを選んで掲載していました。特に「免疫細胞療法」などの場合、ビフォーアフター（治療前後）を比較した「症例画像」を見せることは、「がんが治る」というイメージを強くアピールすることができるからです。

この手の症例画像は、実際は効果がない患者もいるのに効いた症例だけを見せられて、同じような効果があるはずと「過大評価」させられるところに問題があります。

また「免疫細胞療法」の症例画像の中には、「CTのスライス位置が異なる画像」を比較しているケースや、「治療前後を逆にした」と推測できる画像が散見されました。

なお症例画像を使って、効果を偽装すること自体はそれほど難しいことではありません。

そのため「がん患者を欺く行為を防止する」という目的で改正医療法が施行されました。

〝抜け道〟が作られてしまった改正医療法

しかし実際には、掲載が原則禁止になったはずの症例画像を、今も掲載しているウェブサイトは少なくありません。違法行為が多くて規制が追いつかないこともありますが、違法画像が減らない最大の理由は、「限定解除」という抜け道の特例措置が後にできたためです。

「主なリスク、費用、副作用を記載」すれば、症例画像の掲載を認める、という特例措置が「限定解除」ですが、厚労省の検討会で自由診療クリニックの顧問弁護士が強く要求してこの「限定解除」が追加されてしまったのです。結果、せっかくの法改正が台無しになってしまいました。

改正医療法では、「絶対安全な手術です！」といった類の「誇大広告」、有効性の根拠が明確ではないにもかかわらず効果を謳う「虚偽広告」も禁止しています。

つまり本来ならば「末期がんでも完治する免疫細胞療法」や、「食事でがんが消えた」という広告は、当然規制されることになりますが、厚労省はまだ本格的な規制に

CTスライス位置のトリック

水素温熱免疫療法

開始前　　　　　　　　約3ヶ月後

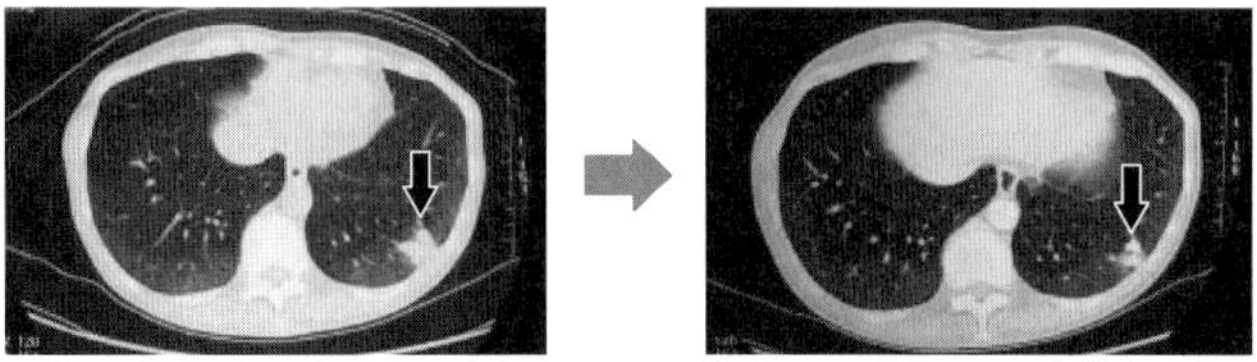

「治療後にがんが縮小した」と主張しているが、比較しているCT画像の位置が違っているので、がんの大きさも変わって見える

開始前　　　　　　　　約5ヶ月後

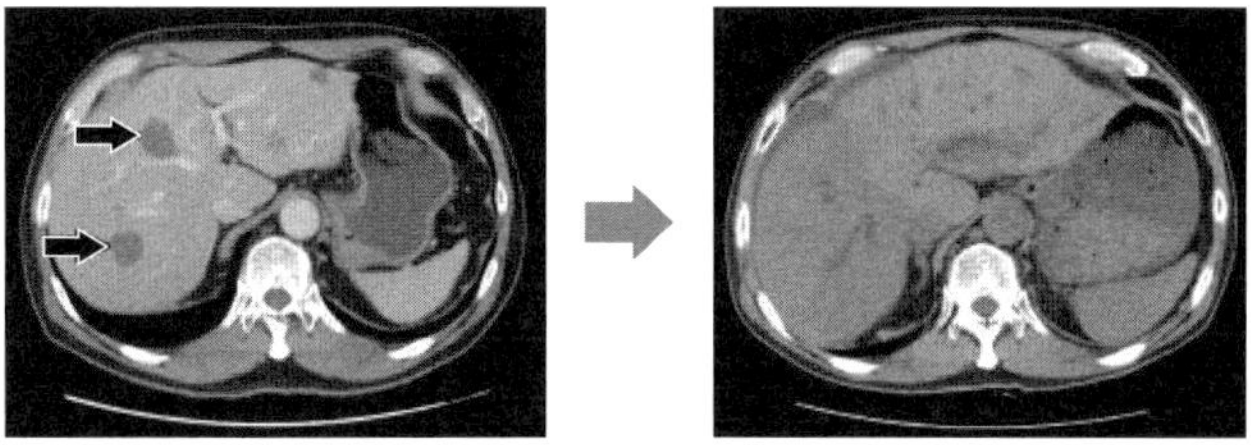

「矢印のがんが消えた」としている。実際は、治療前が造影CT画像で、治療後が単純CT画像と、条件が違う画像なので比較するのは不適切

＊これらの画像は2017年に再生医療法違反で逮捕された医師が院長を務めていたクリニックのHPより転載

乗り出していません。

この他に「患者の体験談」も原則的に掲載禁止です。

こうした内容を掲載しているクリニックは「患者を欺《あざむ》く」病院という証し。避けたほうが賢明です。

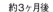

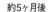

無料説明会は、参加してはいけない

いつの間にか……誘い込みの手口

催眠商法さながらの空気の中で

私は全国各地で行われている自由診療クリニックの「無料説明会」に参加して、高額な「免疫細胞療法」に誘い込む実態を取材してきました。

東京都内の会議室で行われた「無料説明会」では、まず30分間ほどのビデオを見せられます。その後、登場してきた男が上方落語のような節回しで説明を始めました。

「明確な効果の証明、エビデンスがあります。一般的な免疫細胞療法とは違うんです。がん細胞を秒殺、いや瞬殺する。がん細胞を狙い撃ちする唯一の治療です。他にはありません。凄いじゃないかって？　いや、凄いんだけど」

そして男は、スクリーンにCT画像を映し出しました。

「さて、夢と希望のトンデモ症例をご紹介しましょう。膵がんで十二指腸に転移した、若い女性。1クール点滴したら元気が出たので、2クール。そして4年経ってから肺に転移したので、手術でとった後にまた1／2クールを点滴。この患者、トータルで12年以上、今でもピンピンしています」

食い入るように見つめる参加者に、次々と「奇跡的な症例画像」が披露されます。「治療相談だけは、早くしてください。先延ばしにしても、よいことは何もありません！」強引に引き寄せるような話術は、以前に取材した催眠商法やマルチ商法の講師とそっくりです。

この免疫細胞療法は、1クール400万円超。「トンデモ症例」の患者は合計1000万円以上の費用をかけた計算になります。「エビデンスがある」と男は言っていましたが、根拠は何も示しません。しかしそれでも、説明会終了後に6組が治療の相談をしていました。

画像を偽造する〝詐欺師〟

こうした無料説明会では、ウェブサイトで原則禁止されている「治療前後の症例画像」をいくつも見せて、「免疫細胞療法」の効果を強調します。患者や家族にとって、これほど強い説得材料はありません。たとえ莫大な治療費がかかっても、「命には代えられない」と思う人は少なくないでしょう。

実際にはありえない奇跡的な症例を次々と繰り出して患者を獲得すること、これこそが無料説明会の目的です。先ほどのトンデモ症例のような治療成績が、論文として海外の権威ある医学誌に掲載されたことはありません。掲載が認められるには、第三者が検証できる臨床試験の結果＝エビデンスが必要だからです。

無料説明会のテクニックとして興味深いのは、必ずといっていいほど、他のクリニックを厳しく批判することです。

別の無料説明会では、講師役の国立大学特任教授がこんなことを言っていました。

「彼らは免疫細胞療法の効果が出た、という画像すら偽造するんで、私は〝詐欺師〟と呼んでいます」

まさに「同じ穴のむじな」です。

体調が悪化した場合の受け入れ体制について、質問すると――

「ここはクリニックですから、入院や緊急の対応はできません。以前の主治医に相談するか、やっぱり救急車を呼んでいただくことをお勧めします」

実際に、命に関わる副作用が起きて、救急搬送された患者もいます。このような無責任なクリニックで、がんの治療を受けるべきではありません。

売れている医療本は、
ウソがいっぱい

アマゾン高評価、新聞広告も

医者の本だからといって信じてはいけない

書店や図書館には、「がん治療」をテーマにした、書籍コーナーが設置されています。そこで真っ先に目がいくのは、タイトルでしょう。

「水素ガスでガンは消える?」「漢方を駆使した統合医療によるがん治療の奇蹟」「あきらめないがん治療」「ブドウ糖を断てばがんは死滅する」……

〝こんな隠れた治療法があったのか！　書籍として世に出ている以上、デタラメな内容であるはずがない。まして著者は医師なのだから〟

みなさんがもし、このように思ったら、考えを変える必要があります。通常の書籍は出版されるまでに「校閲」という作業があり、著者以外の目で原稿の正確性や整合性がチェックされます。しかし実際は、校閲が機能していない書籍も世にあふれています。水素でがんが消える証拠はないですし、「奇蹟」を期待するのなら、医療は必要ありません。残念ながら、医者の中には平気でウソをつく人間がいますが、現行法ではそれを規制できないのです。

「がんが重曹で治る本」の広告を掲載した新聞

2019年11月、朝日新聞に『イタリア人医師が発見した ガンの新しい治療法』（現代書林）という本の広告が大きく掲載されました。著者は、都内で開業する整体師。同書では、「ガンは真菌（カビ）」、「ガンは重曹殺菌で治せる」とするイタリア人医師の主張を紹介しており、「重曹の水溶液を浣腸、もしくは飲用」を勧めています。

これを問題視した勝俣範之医師（日本医科大学教授）が「科学的に根拠がない」と、SNSで指摘したところ、朝日新聞社はすぐに次のような対応を取りました。同社のヨーロッパ支局が取材した結果、イタリア人医師は違法な治療で2006年と2018年に、「患者を死亡させて禁固刑を受けていた」と公表したのです。

ただし、その後もこの本は書店に流通しており、アマゾンの「家庭医学・ガン」部門では1位にもなっています。重曹は食品添加物として使われているので、毒性は低いとされていますが、海外で死亡事故が起きている以上、絶対に試すべきではありません。

「やらせレビュー」を見抜く方法

アマゾンで書籍を購入する際、読者のレビューや、「★」の数を参考にする人は多いようですが、以前から「やらせ疑惑」がありました。特に医療系の書籍には、内容がお粗末なのに「★5つ」の評価が多い、アンバランスなものが見受けられます。

そこでレビュアーの書き込み履歴を調べてみると、1回だけのものが多いことがわかりました。つまり、特定の本に「★5つ」をつけるため、アマゾンのアカウントを取得したと考えられます。もちろん初めて書き込みしたケースもあるでしょうが、せいぜい数人でしょう（拙著『やってはいけない歯科治療』（小学館新書）では、「★5つ」が18件あり、最も少ない書き込み履歴で3回、全体平均は561回）。

前述のイタリア人医師の書籍は、「★5つ」の評価23件のうち17件が1回のみの書き込み、平均しても3回です。これは不自然としかいいようがありません。

レビュアーの書き込み回数を調べたい時は、アマゾンのレビュアーの名前をクリックして、プロフィール画面に飛ぶと確認することができますので、チェックしましょう。

病院ランキング本、自費出版、テレビ番組を信じるな

ヤブ医者が「名医」に変身する方法

なんちゃって名医の作り方

ある医療機関に取材を申し込んだ際、「取材費用はどれくらいかかる?」という問い合わせが返ってきて、とても驚いたことがありました。理由を聞いてみると、広告費とセットの取材売り込みがメディアから時々あるそうです。

ちなみに報道取材では、基本的に謝礼を支払いません。これはケチだからではなく、報道内容の公平性や中立性に疑念が生じるからです。専門家が報道取材に無償で応じるのは、社会貢献や正しい知識を普及させたいという意識が高いからでしょう。

しかし、ウェブなどのメディアに登場する医者の中には、専門分野で特に実績を上げたわけでもないにもかかわらず、なぜか「名医」と紹介される人がいます。

実は、前述のように医者や病院(クリニック)側が実質的な広告費用を払い、記事にするケースがあるからです。その場合、掲載ページの一番下の余白部分に、「広告」もしくは「PR」「AD」の二文字が入っていることもありますが、申し訳程度の小ささなので大半の人は気づかないでしょう。

それから新聞各社が毎年競って出版している「病院ランキング」や「名医」のムック本を参考に治療先を決めている人も多いでしょう。実は通常のページと「広告ページ」の違いが、読者にわかりにくい構成にしているものもあるので、要注意です。

友人の医療関係者によると、病院ランキング本の営業担当者から提示された1頁分の広告費は約80万円でした。こうしたムック本で、自由診療のがん治療が取り上げられていても、それは治療効果が高いからではなく、広告と連動している可能性を疑ってください。

BSチャンネルでも、自由診療のクリニックが、単独スポンサーになった番組がときおり放送されています。あるドキュメンタリー番組では、免疫細胞療法を受けた大学教授の患者が登場して、とても素晴らしい治療として描かれていました。

しかしこれは、実質的なコマーシャル番組（インフォマーシャルと呼びます）なので、スポンサーであるクリニックの宣伝が目的の番組なのです。番組内では莫大な治療費がかかることは一切触れていませんでしたし、存在しているはずの「免疫細胞療法が効かなかった患者」は1人も登場しませんでした。

「共犯関係」のヤブ医者と出版社

たとえ無名の医者であっても、大手出版社から本を出していると知ったら、実は凄い人なのだろう、と勝手に信用してしまいがちです。

でも、それは大変危険な判断です。なぜなら、大手でも「ビジネスモデル」として、自費出版を行っている出版社があるからです。

ある大手出版社は、他社よりも高額な費用で「自費出版」を請け負う代わりに、同社のブランドで一般書店にも流通させるというサービスを提供しています。

ある免疫細胞療法の無料説明会では、同社ブランドの「自費出版」の新書を、参加した患者や家族に気前よく配っていました。中身は、とんでもないデタラメの羅列ですが、クリニックの目的は、「出版社名を見せて信用させること」。

命の瀬戸際まで追いつめられたがん患者を、高額な免疫細胞療法に誘い込むクリニックと、自身のブランド力を金で売った出版社。この2つは共犯関係といえます。

ハゲタカジャーナルの論文に、エビデンスはない

「どの」医学誌に掲載されたかが、重要

「ハゲタカジャーナル」と「インパクトファクター」

自由診療のクリニックが行っている「がん治療」には、科学的根拠＝エビデンスがありません。このような、治療効果がわからないのに、高額な費用を患者に負担させて、「人体実験」に等しいことをやっている国は、先進国の中でも日本だけと言われています。

ようやく、国立がん研究センターや日本医学会が、この問題について患者に注意を呼びかけるようになりました。

こうした状況を察したのか、ウェブサイトには「海外の医学誌に論文が掲載された」と紹介する自由診療のクリニックが増えてきています。

英文なので一見すると、すごい研究論文のように思えます。でも、だまされないでください。これには「カラクリ」があるのです。

医学誌の場合、「インパクトファクター」と呼ばれる引用回数で格付けがされており、信頼性はピンキリ。つまり、「どの」医学誌に掲載されたのかが、重要なのです。

最高ランクは、ニューイングランドジャーナル誌の「70」。続いてランセット誌「53」、JAMA誌「47」となっています（2019年6月公表データに基づく）。

こうした一流の医学誌には、厳しい「査読」という研究者による審査があるので、極めてレベルの高い論文でなければ掲載されません。

一方で、査読も緩く、実質的にお金を出せばレベルの低い論文でも簡単に掲載される医学誌もあります。これらは「ハゲタカジャーナル」と呼ばれ、インパクトファクターは「1桁前半」にとどまります。

論文のレベルを左右する質の高い研究とは、無作為に患者を抽出して比較する臨床試験「RCT」や、複数のRCTを統計的に解析する「メタアナリシス（解析）」です（85ページ参照）。

一方で、単独の治療ケースを論文にした「症例報告」は低いレベルと評価されます。

ウェブ上にある、自由診療クリニックが掲載されたとする論文を確認したところ、大半が「症例報告」の類です。また掲載されている医学誌は「ハゲタカジャーナル」

ハゲタカジャーナルの見わけ方

①ウェブのデータベースで調べる(メールなどの登録が必要な場合あり)

1 インパクトファクター(Impact Factor; IF)を確認する
http://mjl.clarivate.com/(英語)

2 Elsevier のサイトスコアー(CiteScore)で確認する
https://www.scopus.com/(日本語)

3 Directory of Open Access Journals (DOAJ)で確認する
https://doaj.org/(英語)

▼Directory of Open Access Journals (DOAJ)

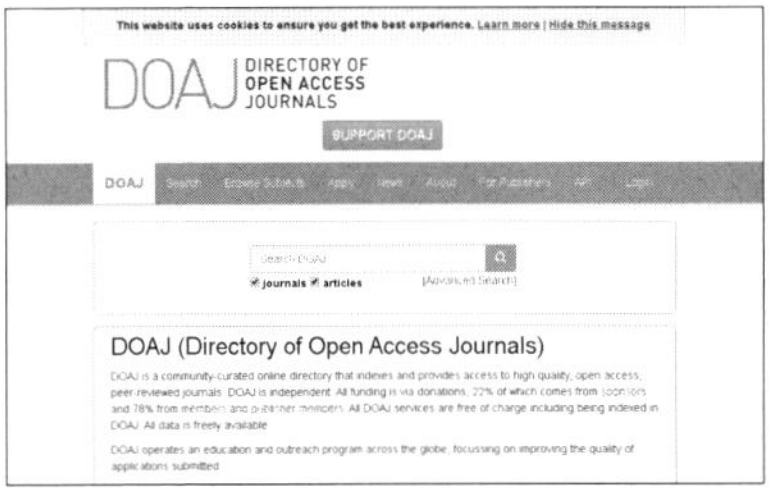

英国の非営利慈善企業運営のオープンアクセスジャーナルデータベース。ジャーナルレベルでは、タイトル、出版社、ISSN、主題などの目録情報を収録。いわゆる「ホワイトリスト」の掲載なのでここに登録されていればまず安心

②英語が不得意なら、医師に直接聞こう!!

でした。

ある無料説明会で「海外の医学誌に当クリニックの論文が掲載されている」、と自慢げに話す医師がいました。こうした事情を知らない患者や家族を見くびっているのでしょう。

言うまでもありませんが、ハゲタカジャーナルに掲載されても、医学的な価値は何もありません。

コラム 3 がん情報の見分け方（後編）

——国立がん研究センター・がん対策情報センター長 若尾文彦さんに聞く

◆インテリでもだまされる

インテリジェンスや学歴が高い人、社会的地位がある人、ネットの情報リテラシーが高い人でも、ニセのがん情報にだまされています。規則性のないところに規則性を見出したり、因果関係のストーリーを自分でつくってしまったり、自分の仮説に合う情報を探すことができるからでしょう。

こういう誤解や錯覚に陥らないために、科学や統計がありますので、治療の選択には必ず「エビデンス」はあるのかを確認して下さい。(85ページ参照)

◆「フィルターバブル」の罠

検索サイト、ネットニュースなどが、各自の検索・閲覧履歴に合わせて、興味や関心に合うものを優先的に表示する状態を「フィルターバブル」と言います。例えば、免疫細胞療法に関心を持って検索すると、広告も含めて免疫細胞療法の情報ばかりが表示されるので、世の中に受け入れられている、医療として認められている、と勘違いしてしまう可能性があります。

◆「エコーチェンバー現象」の危うさ

フェイスブックなどのＳＮＳでは、同じ考えの人たちがグループを作っています。すると、「今度の代替療法が素晴らしい」と書き込むと、「いいね」とみんなが賛同する。これが、「エコーチャンバー」と呼ばれる現象です。

クローズドの世界なので、外から批判を浴びないで自分たちの信じるものがすごいんだと増幅されてしまう。食事療法などの代替療法を信じている人たちに多いかもしれません。

◆がんと告知されたら、まず「がん情報サービス」へ

国立がん研究センターが運営している「がん情報サービス」は、がん患者と各分野の専門家の協力により、がん患者に有用な正しい情報を公正な立場で掲載しています。がんと告知されたら、真っ先にご覧いただき、基本的な情報から、治療の選択まで参考にしていただきたいと願っています。

第 5 章

日本人の9割が知らない「がん終末期医療」の現場

延命治療は、患者の意思が尊重されるとは限らない

リビングウィルがあっても、決定権は家族にある

救急医療の現場で起こっていること

「その患者さんは、救急対応すべき人じゃありません！　えっ、家族の要求を断れない？　延命拒否の書類を出していますから。ご本人の希望を尊重するべきです」

救急車からの電話を受けているのは、まだ20代の若い救急医です。押し問答が続いた後、彼は電話をたたき切りました。壊れたんじゃないか、と思うほど強く。

ある地方の基幹病院で、救急医療の取材中のことです。感情が高ぶっている救急医にカメラを向けて、私は「一体どうしたのか？」とたずねました。

「今、搬送要請があった人は、前も運ばれてきて問題になった方です。かなり進行したがん患者さんで、『もう延命は嫌だ』と本人がハッキリ言っているのに、家族は『まだ生きろ』と。だから患者さんは、延命は望まないという、リビングウィルを書いていらっしゃるんですよ。でも家族からどうしても搬送しろと言われると、私たちは拒否できません。命を見捨てるのかと抗議されますから」

そう言って、彼は背中を向けて救急救命センターの処置室から出て行きました。

しばらくすると、患者が搬送されてきました。救急隊員の心臓マッサージでやせ細った身体が上下に揺れています。目は大きく見開いたままでした。

その時に私は「望まない延命措置ほど残酷なものはない」と感じました。

自分の最期を決める権利がなぜ、本人にないのでしょうか。

リビングウィルの現実

現在では人工呼吸器などの医療テクノロジーが進化して、延命手段は増えましたが、それによって患者自身が幸福になったというわけではありません。

むしろ、人間としての尊厳を損なうことになるという懸念が高まっています。

そこで、自分の意思表示ができなくなる時に備えて、「リビングウィル」＝生前の意思を書面で残す動きが出ています。「事前指示書」、「エンディングノート」も、同じような目的を想定したものです。

大半は、「回復の見込みがない時は、延命措置を望まない」という考えで共通しているようですが、救急医療の現場で起きたこのケースのように、最終的な決定権は〝家族〟にあるのが現実です。つまり、家族が同意していない「リビングウィル」だった場合、医療機関がそれを尊重するのは現実的には難しいのです。なぜならば患者亡き後、家族の不満が医療機関に向けられ、もつれて裁判になる可能性もあるからです。

現時点では、「リビングウィル」に法的拘束力はないという解釈が主流ですから、延命を望まない人は、事前に家族と話し合って合意しておかないと、こんなはずじゃなかったということになりかねません。

もう1つの課題は、「回復の見込み」には、とても大きな幅があることです。「完全に意識がない状態を人工呼吸器で維持する」というのはイメージしやすいですし、多くの人が避けたいと思う状態です。

しかし、「胃ろうを造設すれば、意思の疎通ができて、ある程度の生活を維持できる」はどうでしょうか？　いざ、その時になると、本人よりも家族が迷うようです。「心臓マッサージ」も、以前と変わらないような状態に回復することもあれば、合併症に悩まされてしまうこともあります。

自分が意思表示できなくなったら、どうしたいのか？　しっかり現実を知った上で、残される大切な人と必ず〝共有〟することが大切です。

話題の「人生会議」は、
余計なお世話
目的は現場の負担軽減と医療費削減？

患者や家族はそっちのけの「人生会議」（ACP）

『人生の最終段階における医療・ケアについて、本人が家族等や医療・ケアチームと繰り返し話し合う取り組み、ACP＝アドバンス・ケア・プランニングについて、愛称を「人生会議」に決定しましたので、お知らせします』

このように、厚生労働省の肝いりでスタートした「人生会議」ですが、芸人を使った啓発ポスターのデザインが、患者や遺族から猛反発にあって、炎上しました。「人生の終い方をどう決めるべきか」などは、そもそも個人的な問題であって、国が指図するのは余計なお世話です。

厚労省は、ご丁寧にもACPのガイドラインまで作成していますが、それが必要なのは医療者であって、患者や家族にとって「使える」ものではないと感じました。人生会議の本当の目的は、医療現場の負担を軽くしたい、無駄な延命治療をなくしたい、医療費を減らしたい、という思惑ではないか？　内容を読む限り、どうしても私にはそのように感じてなりません。

人生の終わりは、自分を中心に考えよう

かつては「余命宣告」をする医者が多くいました。しかし実は、がん患者の余命を割り出す「計算式」のようなものは存在しません。

ではどうやって決めていたかというと、各医者の経験則や進行ステージ別の統計値（5年生存率など）、臨床試験のデータを参考にしていたのです。

しかも、大半の医者が余命を「短かめ」に伝える傾向にありました。そのほうが余命よりも長く生きた患者に喜ばれるからだと聞きました。

現実的には、がん患者が、いつまで生きられるかは、〝神のみぞ知る〟なのです。いい加減な数字を患者に伝えるべきではない、ということで現在では、「余命宣告」をする医者は、少なくなりました。だから、絶望的な「余命宣告」をされたとしても、気にする必要はありません。

確かなことは、人間の死亡率が100％という現実です。

ACP＝アドバンス・ケア・プランニングは、医療従事者側の発想ですが、人生の

終わりと向き合う大切さを指摘している点は同意します。

「がんと共存」する時代になったとはいえ、病状が進んでいくと、以前と同じように回復するのは難しくなります。それなのに、この段階でも「治る（完治する）」ということに希望を持つ患者が多いと感じます。

叶わない希望を追い続けてしまうと、その先には絶望しか待っていません。命の終わりと向き合うこと。〝その日〟に向けて準備をするということ。

厳しい現実ですが、がんが進行したら、その一歩を踏み出さなければならないのです。この時、支えになってくれる存在が絶対に必要となってきます。

厚労省が描く「ＡＣＰ」の理想形は、医療従事者を中心にしたサポート体制ですが、それだけではなくて、各々の患者にあった方法論があるはずです。

私がお会いしてきたがん患者は、同じがんを持つ仲間を作っていました。各地域やがん種ごとに活動している患者会がありますし、現在はインターネットでも、簡単につながることができます。

残された貴重な時間をどう生きるか。そのような場面を迎えた時、相談相手に最もふさわしいのは同じがん患者だと私は思います。

緩和ケア＝「終末期における、看取る医療」ではない

早期に受けることで、延命効果も

誤解だらけの緩和ケア

「もう効く薬がなくなったから、あとは緩和ケアを受けてください」と患者に告げる医者が、今でも少なくありません。逆に、緩和ケアを勧められると「まだ緩和ケアには早いからいいです」と頑なに拒否する患者もいるそうです。

この2つとも完全な誤解ですが、根底には、「緩和ケア」＝がん患者を看取る医療、またはターミナルケア（終末期医療）というイメージがあるからでしょう。

本来の緩和ケアとは、がんに伴う痛みなど「からだ」の症状だけでなく、落ち込み、悲しみなど「こころ」の苦痛を和らげる医療です。そのため抗がん剤治療と同時のタイミングで、緩和ケアをスタートさせるのが効果的と言われています。

緩和ケアは「痛みのコントロール」が専門の1つなので、治療に伴う副作用や合併症の痛みなどに的確な対応をしてくれるからです。

また、がん患者は、〝死〟に対する恐怖感などから、抑うつ状態になることも珍しくありません。その時、緩和ケアの医師や看護師が心に寄り添い、支えてくれるはずです。

緩和ケアの対象は患者だけでなく、その家族も含まれます。これまで、患者を支える家族も精神的に重い負担を抱えていることは見過ごされてきました。

こうしたことから、最近では緩和ケアを「支持療法」＝サポーティブケア、という呼称に置き換えている病院も増えています。

早期の緩和ケアには延命効果もある

アメリカでは、151人の肺がん患者を対象に、標準的な治療のグループと、標準的な治療と同時に緩和ケアを始めたグループ、2つを比較する臨床試験が行われました。

その結果、ＱＯＬ（生活の質）と抑うつ症状、ともに早期緩和ケアのグループのほうが、成績がよかったのです。

さらに生存期間は、標準的治療「8・9ヶ月」に対し、早期緩和ケア「11・6ヶ月」という結果になりました（ＮＥＪＭ・2010; 363 : 733 - 42.)。

一般的な抗がん剤は、治療期間が長くなるにつれて効き目が弱まる傾向があり、副作用による体調悪化のほうが勝る時期が訪れます。つまり早期からの緩和ケアを受けていると、副作用を抑えこんで抗がん剤の効果を持続して、生活の質を長く保つことができると言われています。

「それなら、ぜひ緩和ケアを受けたい」と思われるかもしれませんが、残念なことに日本では、専門的な緩和ケア医は数が限られています（日本緩和医療学会・専門医と認定医の合計762人、日本看護師協会・緩和ケア認定看護師は2454人）。

こうした現状が反映されたのか、がん患者を対象にした大規模なアンケートでは、「苦痛の緩和に満足している」と回答したのは半分しかいませんでした。

緩和ケアには、病院などの「緩和ケア病棟」と、「通院や訪問診療での緩和ケア」の2つがあります。前者は、がん終末期の患者が多く、対応できる病床（ベッド）も十分に足りていません。ちなみに東京都内・在住の乳がん患者は、緩和ケア病棟に入院を希望したところ、2ヶ月待ちと言われたそうです。

みなさんが抗がん剤治療を始めるときは、まず主治医に「緩和ケア」も同時に受けたいと希望を伝えてみてください（腫瘍内科医が兼務している場合もあります）。

また、がん診療連携拠点病院（全国436施設）に設置された「がん相談支援センター」で、緩和ケアを行っている病院を紹介してもらえますので利用しましょう。

医療用モルヒネは、
中毒にはならない
「痛み」を我慢すると、
命を縮めることも

医療用モルヒネで日常生活を続けられる

がん患者の在宅生活を支える、緩和ケア診療所・いっぽ（群馬・高崎市）。診察室で主治医と楽しそうに話しているのは、大腸がん・ステージ4の平野治行さん（当時73歳）。大型プラントから漬物製造機まで手がける、現役の設計士です。

「夜中に痛くて目が覚めるんだけど、〝オプソ〟を飲むと治まりますね。今抱えている仕事のピークが3ヶ月後なんです。どうだい先生、大丈夫かな？」

「そんなこと、聞かれてもわかりませんよ。お好きにどうぞ！」

萬田緑平医師（現・緩和ケア萬田診療所）は、笑顔で応えました。平野さんが飲んでいる「オプソ」は、主成分がモルヒネの医療用麻薬。スティック包装の水溶液で、そのまま飲み込めるようになっています。

〝便に時々血が混じる〟〝便秘と下痢が交互に起きる〟という症状が起きて病院で検査を受けたところ、大腸がんと判明した平野さん。そのまま緊急入院して手術。肺と肝臓に転移が見つかり、ステージ4と診断されました。

担当医から、抗がん剤治療を提案されましたが、平野さんは緩和ケアを選びました。

「僕は自然体でいたい。ただそれだけ。がんは確実に進行していますよ。時々、痛みが襲ってくるし。でもそれを言って誰も喜ぶ人いないから、黙っているだけ（笑）」

平野さんの仕事を取材中、図面を引く手が止まりました。疼痛が起きていたのです。すると、平野さんは引き出しから「オプソ」を取り出して、口にしました。

「これね、変に甘いんですよ。とにかくマズい！　でもね、すーっと効いてくるんです」

疼痛は、がん特有の身の置き場がない鈍い痛みですが、平野さんは「オプソ」でコントロールしながら、以前と同じように仕事をしていました。複雑な計算式と高い思考力が必要な設計の仕事にも影響はなく、中毒症状もありません。ただし、「オプソ」の副作用は個人差があり、眠気が強く出る人もいるそうです。

医療用麻薬は使い方次第

「オプソ」は、最短10分ほどで効果が出る、即効性タイプ。ゆっくり効くもの、経口式や座薬式まで様々な種類があり、こうした麻薬性鎮痛薬を「オピオイド」と呼んで

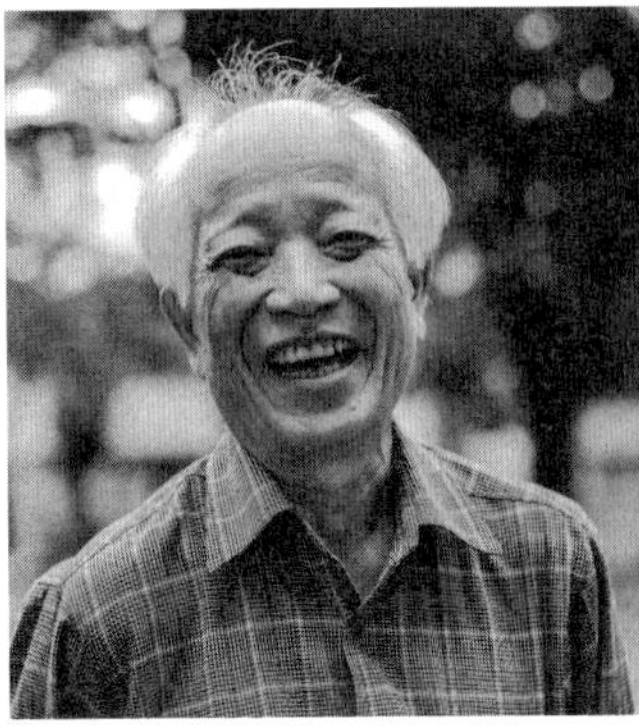

平野治行さん（当時73）

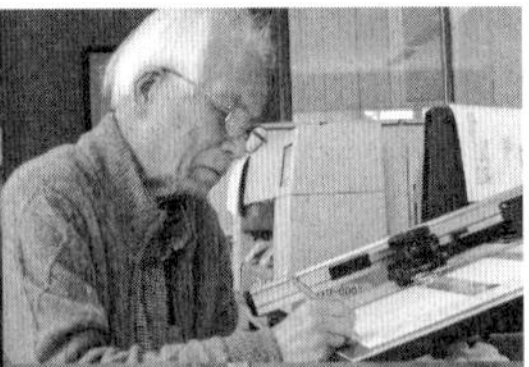

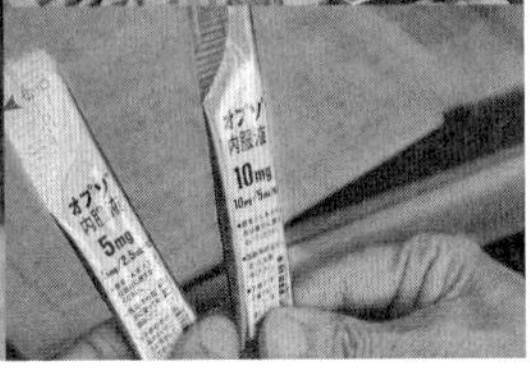

医療用モルヒネ「オプソ」

います。疼痛の緩和には、必要不可欠ですが、抵抗感は今も根強いそうです。

「麻薬中毒になる」、「耐性が心配」（痛みが強くなった時に効かなくなる）、「精神症状の副作用」、「寿命を縮める」、「モルヒネは最後の手段である」――

これらは、すべて誤解です。薬は使わないほうがいいと考える人が多いですが、がんの疼痛コントロールにおいては、その常識は忘れてください。

オピオイドを避けるため、痛みを我慢すると、眠れなくなり食欲も落ちて、精神的に辛くなります。結果、基礎体力が低下して、命を縮めてしまうかもしれません。

ただし、萬田医師によると、緩和ケアでのオピオイドの使い方には、専門的な知識と経験が必要だそうです。

患者を苦しめる、
終末期の点滴や栄養補給
やせたままのほうが、穏やかな最期に

「がん悪液質」とは

進行がんの患者に共通する特徴として、げっそりやせ細った状態になることが挙げられます。これは「悪液質《あくえきしつ》」と呼ばれ、がん組織が他の組織に行くべき栄養を吸収してしまうことが原因です。

がんになった著名人の人相が様変わりしてしまうのは、「悪液質」によって顔面の側頭筋と皮下脂肪が失われてしまうからだとされています。

進行した肺がん、膵がんや胃がん、大腸がんなどの消化器系がんには、深刻な「悪液質」が起こる一方、乳がんや血液がんは、かなり終末期になるまで「悪液質」が生じにくい傾向があるようです。

「悪液質」が重度になるに従って、抗がん剤の効き目が低下したり、身体機能の低下、そして死亡リスクが上がります。この点に目をつけた、自由診療のクリニックなどが「断食療法」なるものを考えつきました。

がん患者の食事から糖質や肉を除外して、がん組織に栄養を供給させない。つまり兵糧攻めにすると、がんが消えるという理論です。

しかし「断食療法」によって、身体全体に供給される栄養自体が不足するので、がん組織よりも先に、身体のほうがダメになってしまうでしょう。

それなら、栄養をたくさん摂取すればいいのではないかというと、それほど簡単な話ではありません。例えば、カロリーの補給は、筋肉より脂肪組織が増加するだけで、機能も予後も改善されないため、悪液質に対して高カロリー補給は推奨されていませんし、静脈栄養も適応されません。

「悪液質」からの回復は難しく、終末期として向き合う段階だと考えてください。

終末期の点滴や、栄養補給が患者を苦しめる

激やせしたがん患者を前にすると、「点滴」や「胃ろう」などで、水分や栄養を補給してあげたい、と思うのは普通の感覚です。特に家族としては、何もせずにやせていくのを見守る、というのは辛いでしょう。でも実際は、終末期の患者に栄養や水分を補給すると、かえって患者を苦しめる結果になります。

なぜなら「悪液質」の状態で点滴をすると、体内が水分を吸収できないにもかかわらず、強制的に水分を入れてしまい、結果として腹水、胸水、むくみなどを増長させることになるからです。

また点滴によって、肺水腫を引き起こしてしまうと、海や川で溺れているような状態と同じですから、患者の呼吸はとても苦しくなってしまうのです。

一方、点滴を行わなかった場合は、脱水状態が生じて尿毒症を起こします。そうすると、傾眠状態になると言われています。これはぼんやりとした状態なので、がん独特の疼痛などの痛みがやわらぐそうです。緩和ケア医の萬田医師は、がん終末期での点滴や栄養補給は止めたほうがいい、と考えています。

「食べなきゃ死んじゃうと思っている人が多いですけど、がん患者の場合、無理に食べずに、やせて枯れるような状態になったほうが元気ですし、最後まで歩けます。逆に、点滴や胃ろうなどで無理に水分や栄養補給すると、後で身もだえするような苦しみを患者が味わうことになります」

前項で紹介した平野さんは、「俺も枯れ木のようにやせたよ」と笑いながら、おだやかに旅立ちました。

抗がん剤のやめどき。正解は医者にもわからない

抗がん剤を中止して、生きる選択もある

抗がん剤治療後に、訪れた「幸福」

3月のやわらかな陽射しの中、両手にストックを持った男性が歩いていきます。吐く息は少し荒いですが、満足そうな笑顔が浮かんでいました。

森下勝博さん、65歳。このわずか1ヶ月前、大量吐血して倒れたまま意識不明となり、看取り体制になっていた人とは思えません。

「歩けるようになったね、夢のようだ。楽しい人生だよ」

ハードな運送の仕事をしていた森下さんに、大腸がんが見つかったのは2011年。外科手術の時にリンパ節転移が確認され、抗がん剤治療が始まりました。

「抗がん剤を打つと興奮状態になって、家族とまともな会話ができなくなるんです。夜も眠れない。常に吐き気が襲ってくる。指の爪が全部割れて、血が滲む。運転もできないから仕事にも行けない。うつ状態になって、生き地獄でした」（森下さん）

仕事も辞めて、自分の部屋に引きこもる日々。以前より、抗がん剤の副作用を抑える技術が上がりましたが、森下さんの場合は自殺願望にかられるほど苛烈でした。

それでも、2年間にわたって抗がん剤治療を続けましたが、今度は肝臓に転移が見つかります。そこで森下さんは、抗がん剤治療をやめることにしました。

「終わった瞬間に楽しくなっちゃってね、おかしいかもしれないけど、ああ自由だ！と思ったら、なぜか体調がよくなったんだ」

それから森下さんは、緩和ケア診療所・いっぽのサポートを受けながら、妻と2人の娘や孫と一緒に、旅行に行きました。そして、必死に働いて建てた自宅の庭で、梨や梅、キウイなどの手入れをする日々。ようやく訪れたおだやかな時間でした。

抗がん剤はいつやめるべきか、自分で考える

ステージ4の治療は、抗がん剤が中心になります。以前より副作用のコントロールが可能になったとはいえ、生活の質が大きく低下してしまう人も少なくありません。

しかし、抗がん剤をやめると、一気にがんが増悪して死んでしまうのではないか、というおそれを抱いて、ジレンマに悩む患者も多いようです。森下さんの主治医だった萬田医師は、抗がん剤のやめ時は患者自身が決めることを勧めます。

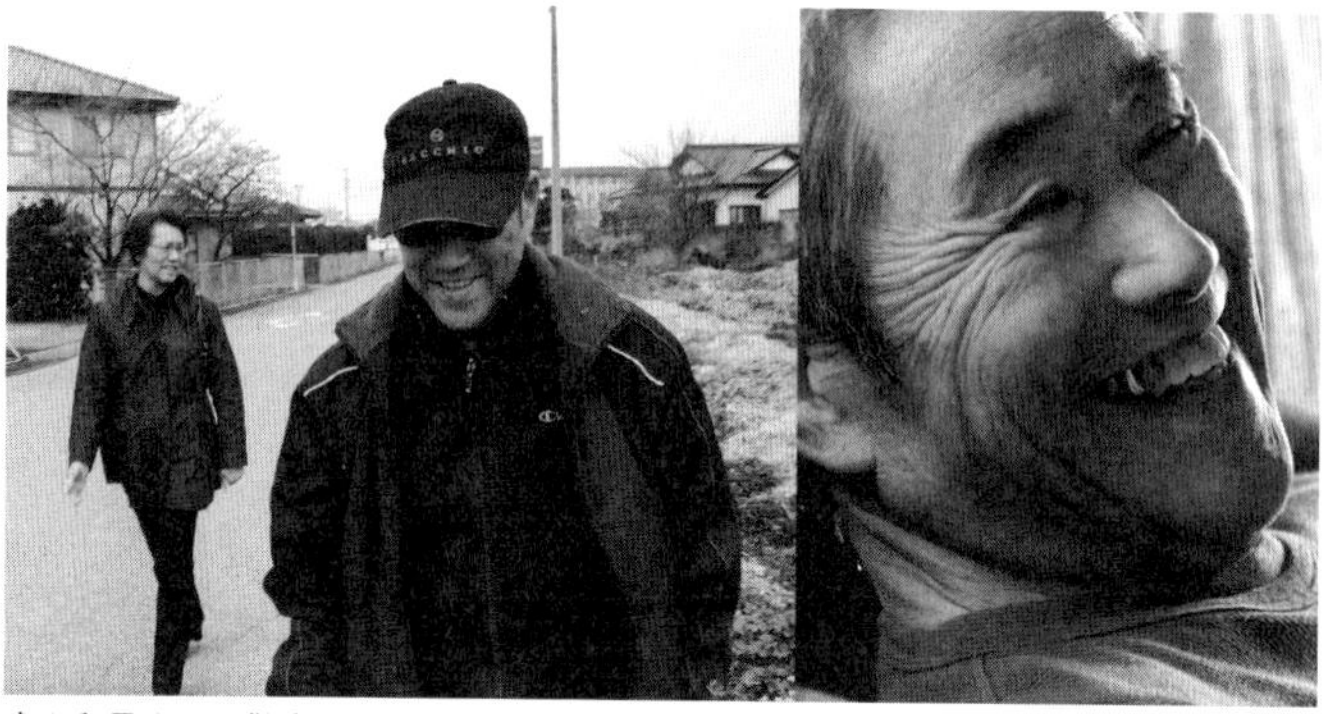

妻の和子さんと散歩する森下勝博さん（当時65）

「抗がん剤治療は、がんを叩くか、自分の生身の身体を叩くか、攻めぎ合いですが、退却したほうが長生きできるポイントが必ずあります。

大半の医者は『まだできる、まだできる』と言って、退却するポイントを超えてしまう。それに患者も家族も抗がん剤をやめたら、すぐ死んじゃうと思っているから、とても無理をして治療を続けてしまうことが多い。

抗がん剤のやめどきは医者にもわからないんです。『自分の身体に聞きましょう、あなたがヤバイと思ったら、そこがやめどきですよ』と患者には伝えています」

終末期の「鎮静」は、「安楽死」ではない

それぞれ、目的も方法もまったく違う

「鎮静（セデーション）」を必要とする緩和ケア

がんが進行すると、患者によっては、堪え難い疼痛や嘔吐、倦怠感などが起きる場合があります。そうした強い苦痛を緩和する切り札が、患者を一時的に眠らせる、「鎮静＝セデーション」です。

これは、胃カメラの検査時などで使われているものとほぼ同じ薬です。

大腸がんステージ4の患者・森下勝博さん（当時65歳）は、抗がん剤治療をやめて1年2ヶ月後に、緩和ケア診療所・いっぽのロビーで吐血しました。けいれんの発作が起きて、意識不明になったのです。

一緒にいた妻・和子さんは、救急車は呼ばず、自宅に連れて帰ることを決断しました。自宅に着いてからも激しい痛みと吐き気がおさまらず、森下さんは訴えました。

「苦しいから、どうか眠らせてくれ」

森下さんは「鎮静」を受けた後、そのまま眠り続けて3日後、主治医は目覚めさせることにしました。

「なんだ、こりゃ？」

〝あの世〟に行ったはずが、森下さんの目に入ってきたのは、自宅の天井でした。

この言葉を聞いて、和子さんと2人の娘たちは涙を流しながら笑ったそうです。その後、森下さんは、特別な治療は一切せず、自分なりにリハビリを続けて歩けるまでに回復しました。前項のウォーキング場面は、2ヶ月ぶりに表を歩いた時のことです。

その2ヶ月後、再び吐血した森下さん。2度目の鎮静を受けて、今度は眠りからは覚めずに旅立ちました。

安楽死と鎮静を混同している医者もいる

「鎮静は、実質的な安楽死」と発言をする医者がいます。

こうした誤解が広まることによって、患者家族にまちがった認識が定着しかねません。実際に、「鎮静」を決断した家族が、「自分の判断で、命を奪ってしまった」という後悔の念を抱くケースも出ています。

そこで、緩和ケアの草分け的な存在、小笠原一夫医師（緩和ケア診療所・いっぽ理事長）に2つの違いを聞きました。

「安楽死に使う薬とは、筋弛緩剤や塩化カリウム等、確実に死をもたらすというものです。筋弛緩剤なら呼吸ができなくなって、数分後に亡くなる。これが積極的安楽死ですね。一方、鎮静では、あくまでも患者の命を短くすることはありません。

二点目は、安楽死の薬は一回使うと後戻りができません。鎮静は作用時間の短い薬を連続的に使って眠らせる方法なので、〝戻る〟ことができます。今晩は一晩ぐっすり10時間眠ってもらう、という場合に使えるのです」

このように、安楽死と鎮静は、目的も方法論も全然ちがうのです。

まさにその典型的なケースが、森下さんでした。

がん特有の身の置き所がない〝苦痛〟のコントロールは、精神面の支えが効果的な場合もあると、小笠原医師は指摘します。

「モルヒネ系薬には、せん妄を悪化させる作用があるので、これを疑う場合は増量を控えたほうがいいでしょう。せん妄は一時的な意識障害で、ぼんやりした状態や、錯覚、幻覚、妄想、興奮などを起こします。苦痛の軽減には、薬だけではなく、精神的ケアや、環境を整えると効果があります」

「在宅看取り」しても、
警察は来ない
警察に届ける必要なし。検死もされない

最期の時を家で迎えた日

午前6時、冷えたハンドルを握り、小雪まじりの風が舞う道路を走ります。緩和ケア医・萬田緑平医師からの連絡で、患者の自宅に向かっていました。昨夜、息をしていないと家族から担当看護師に電話があったそうです。

マンションの一室を訪ねると、居間に置かれた介護ベッドで、その人は目を閉じていました。萬田医師はそっと手を握り、その人の顔をしばらく見つめていました。穏やかな表情をしているのは、きっと苦しむことがなかったからでしょう。

「お疲れさまでした」

家族に明るく声をかけると、萬田医師は死亡診断書を書き始めました。聴診器をあてたり瞳孔反射の確認という、お決まりの儀式はしません。

動き始めた朝の町が、大きな窓の外に広がります。長年暮らしてきたこの部屋で最期の2週間を過ごし、その人は旅立ちました。

がんによる痛みは、自宅で過ごすことで随分やわらぐことがあるそうです。この朝のできごとに立ち会い、住み慣れた家で最期まで生きるのは、ごく自然なことのように私は思いました。

在宅死をめぐる誤解

最期は自宅で過ごしたいという、がん患者が増えています。介護する家族の負担はありますが、今は訪問看護の助けを借りることができるようになりました。

ただし、一般の人だけでなく、医療者や警察の中に「誤解」があって、在宅で過ごしたいという患者の希望を妨げています。

「在宅の看取りは、警察に届けなければいけない」
「警察に連絡すると〝不審死扱い〟になって、検死するらしい」
「診察から24時間以上経過して亡くなると、医師は死亡診断書を書けない」

これらは、すべて誤解です。

次の医師法20条但書の文言について、誤った解釈が原因でした。

「診察中の患者が診察後24時間以内に当該診療に関連した傷病で死亡した場合には、改めて診察することなく死亡診断書を交付し得ることを認める」

よく読めば、診察から24時間以内の死亡例は、死亡診断書を書いてよいという内容なのですが、様々な解釈が一人歩きしました。

医療は、科学と法律によって厳しく運用されていると思いがちです。しかし、自由診療の「裁量権」や、この「医師法20条」の解釈のように、誤解された解釈が勝手に運用されてしまっている現実もあります。

この問題について厚労省も重視しており、「医師法第20条ただし書の適切な運用について」という通知を出しました。(平成24年)

その中で、冒頭で紹介した看取りと同じようなケースが提示されており、担当の医者が、深夜亡くなったがん患者の自宅を翌朝に訪問して、死亡診断書を交付するのは問題がないとしています。もちろん警察の届出も必要ありません。

厚労省の通知を知らないまま、今も誤解している医者や警察がいる可能性もあるので、ぜひ覚えておいてください。

コラム 4 タブーだったタバコの話

◆肺がん治療の最前線より

7000人を超える肺がん手術を経験している河野匡医師に聞くと、喫煙者の肺はタールで黒く変化しているだけでなく、CT画像でもわかるそうです。タバコの煙の中に肺の組織を壊していく成分があり、壊れた組織が空っぽになってしまう「気腫性変化」が起きるからです。国立がん研究センターの調査では、男性の肺がんの原因の7割がタバコ。喫煙者はたばこを吸わない人にくらべて、約10年も寿命が短い、という研究報告もありますし、受動喫煙による死亡者数は、年間15,000人と推計されています。

◆マスコミ報道を牽制するイメージCM

タバコによる健康被害は昔から指摘されてきましたが、大きな社会問題にはなっていませんでした。それはタバコの税収が90年代に入ってから2兆円超で推移していること、たばこメーカーが年間200億円以上の広告費を費やしているからです。

つまり、国が本格的に禁煙対策に乗り出せば税収が大きく減り、マスコミはタバコ問題を厳しく報道すると広告費をカットされてしまうという裏事情がありました。タバコの深刻な影響が国民に伝えられなかった理由はこれです。

◆新型タバコの知られざる実態

「有害成分を90％低減」これは煙が出ない（実際はみえにくいだけ）として、人気がでている加熱式の新型タバコのアイコスの宣伝コピー。この他、プルーム・テック、グローなど、同様の新型タバコが販売されていますが、大阪国際がんセンター・がん対策センターの田淵貴大医師は、警鐘を鳴らしています。

「新型タバコが、従来のタバコより健康被害が少ないというイメージはタバコ会社が作り出したもので、まだ実態はよくわかっていません。ニコチンやホルムアルデヒドなど、従来の紙巻きタバコとあまり差がない物質もありますから、新型タバコは体に優しい、というのは幻想です」

第6章

早期発見できない「がん検診」のカラクリ

「がん検診」の罠
たとえ毎年受けても、早期発見できない

「〝えっ、俺が…〟というのが、胃がんと知った時の第一声です。主人は、毎年会社のがん検診を受けていました。バリウム検査です。見落とされたのでしょうか……」

女性の夫は胃の全摘手術を受けましたが、その後に腹膜播種という転移が見つかり、幼い子供2人と妻を残し、40代の若さで他界しました。

がん医療の現場を取材していると、毎年「がん検診」を受けているのに、早期発見されなかった人が数多くいました。このような悲劇が繰り返されるのは、「集団検診（対策型検診）」の本来の目的が、誤解されているからです。

集団検診のX線検査は、「精度」が低い検査

がん検診には、自治体や企業が行う「対策型検診」と、人間ドックなど個人で受ける「任意型検診」があります。「対策型検診」は「集団検診」といったほうが、わかりやすいと思います。国が推奨する集団検診は「肺、胃、大腸、乳房、子宮」の5つ。これらの検診の目的は「集団全体の死亡率減少」です。

多人数の集団が対象となる検診は、短時間で効率のよい検査が必然となります。そ

のため、早くて安い「精度の低い検査」が主流となったのです。

肺がんや胃がんで採用されている「X線検査」なら、1日だけで100人単位の検査を実施できますが、肝心の発見可能ながんのサイズは「2センチから3センチ以上」と言われています。しかし、「2センチ」は完治が難しい進行がんになっている場合が少なくありません。

一方、CT検査や内視鏡検査なら、1センチより小さなサイズのがんも発見可能ですが、費用は約2倍、検査時間も3倍以上必要です。新潟市では胃がん検診に、X線バリウム検査と内視鏡検査を選択できる方式を採用したところ、内視鏡検査がバリウム検査より「3倍」も胃がんの発見率が高いとわかったのです。

早期発見できない、もう1つの原因、「見逃し・見落とし」

X線画像は、後でまとめて異常がないか、医師が確認する「読影《どくえい》」という作業があります。肺がんX線画像の読影ですと、基本的に「1人1カットで、10秒から20秒」。検診が集中する時は、1日に800人もの読影を行う時もあるそうです。

さらに胃がんのバリウム検査では、最低「8カット以上」撮影するため、肺がんの8倍のカットを限られた時間内で読影しなければなりません。

対策として、2人以上の医師が「ダブルチェック」するように指導されていても、これだけ大量の画像診断を行うので、「見落とし・見逃し」は必然的に起こります。

群馬県健康づくり財団の元専務理事・真鍋重夫医師が、バリウム検査で発見された胃がん患者を対象に過去の検査画像を確認したところ「約3割の見逃し」がありました。

同様に石川県成人病予防センターでも、バリウム検査で進行がんが発見された44例について過去の画像を調査したところ、20例に胃がんの病変が確認されています。

こちらの「見逃し率は45・5%」。しかしこうした集団検診の現実は知られていません。

これだけ問題のある検診制度が今も採用されているのは、「利権」が絡んでいるからです。なにしろ胃がん検診だけで、年間予算500億円以上の金が動きます。そして制度の変更には、使用する検査機器やスタッフなど莫大なコストがかかります。

つまり検診団体、自治体、検診学者などにとっては「現状維持こそがベスト」。

彼らは、がんを早期発見して人の「命」を守るという本来の使命を忘れ、「利権」を守ることに固執していると私はみています。

「肺がん検診」の罠
レントゲン検査より、低線量CT検査を受けよう

歌舞伎俳優・中村獅童さん（当時44歳）は、2017年に早期の肺がんと判明、仕事を休んで手術、抗がん剤治療に専念して同年秋には復帰しました。

年間死亡者は7万人超、がんの中で最も命を落とす人数が多い肺がん。ステージ1の5年生存率は「82％」ですが、ステージ4になるとわずか「4・9％」。

国が推奨する肺がん検診は、「レントゲン検査」（＝胸部X線検査）、これに喫煙者には「痰の検査」が加わります。

「異常ナシ」でも信頼できない

2018年、東京在住の女性（当時43歳）が、肺がんレントゲン検診を受けていた河北健診クリニック（東京・杉並区）で、3回にわたって肺がんを見落とされ、亡くなっていたことが判明しました。

毎年、レントゲン検査の「異常ナシ」の通知を見て、胸を撫で下ろしている人は多いかもしれません。でもそれは、大きな誤解だと指摘するのは、河野匡医師（新東京病院・副院長）。7000人を超える肺がんの胸腔鏡手術（VATS）を行い、世界に名を知られる呼吸器外科医です。

「肺がんのレントゲン検査は、〝正しくない安心感〟を与えています。異常ナシ、と言われても全然信用できません。毎年、レントゲン検査を受けていたのに、進行がんで見つかったという患者をたくさん見てきたからです。手術で治るには、症状が出ないうちに見つけたほうがいいですが、検診ではなく、別の目的の検査で偶然に肺がんが見つかる人のほうが多いです」

裏付けるデータがあります。肺がんの新規患者は、年間約11万人。これに対して、国内最大の検診グループ・日本対がん協会が、1年間に発見した肺がん患者の数は、わずか1，619人でしかありません（がん検診の実施状況2017年度）。

肺がん早期発見の切り札、「低線量CT検査」

レントゲン検査で早期発見できない理由は〝死角〟にあると河野医師は指摘します。

「胸から背中まで一方向で撮影されるレントゲン画像は、臓器や骨が重なってしまうのです。心臓、肝臓、肋骨、鎖骨、太い血管などが肺と重なった死角に、がんができるとまず見えません。よっぽど運が良くないと1センチ程度では見つからない」

レントゲン画像の死角は「肺全体の1／3」と言われるほど、広範囲に及びます。

一方、肺がんの発見率では、レントゲン検査の約10倍高いのが「CT検査」。らせん状にミリ単位で肺を「輪切り」して撮影するので、死角がなく、1センチ以下の病変も発見可能です。ただし、被曝量がレントゲン検査（約0・06mSV）よりも高く（5～30mSV）、撮影枚数も多いという欠点もあります。そこで河野医師が勧めるのは「低線量CT検査」です。

「死角がないCT検査なら、手術で治る早期の肺がんが見つかります。低線量CTは、放射線量を1／10程度に減らすので、画質はかなり落ちますが、それでも十分に小さな病変を拾い上げることができます。カット数が多くて読影が大変というけれど、AI診断を活用する時代でしょう」（河野医師）

長野県松本市や、パナソニックなどの大手企業では、肺がんにCT検査を導入していますが、全体で見るとごく一部でしかありません。

肺がんから命を守りたいなら、集団検診のレントゲン検査ではなく、「低線量CT検査」を検討してください（費用は施設で異なり、1万円～1万5000円程度）。

「胃がん検診」の罠

バリウム検査はもういらない！

胃がんとピロリ菌

年間3万人が命を落としている「胃がん」。2015年から、国の推奨する検診に「内視鏡」が加えられましたが、「バリウム検査」が今も主流です。

おそらく国が勧める検診が、おかしな検査のはずがないと考えている人は多いと思いますが、ぜひ知っていただきたいことがあります。

実は、「胃がん患者の99%が、ピロリ菌感染者」であることが研究でわかっています。裏を返せば、ピロリ菌に感染してない人がいくら胃がん検診を受けたところで、「完全にムダ」なのです。

浅香正博医師（北海道医療大学・学長）の調査では、1992年当時、50歳のピロリ菌感染率は8割を超えていました。それが2013年では、約5割に減少。呼応するように、胃がんの死亡数も減少しています。

WHOの研究機関・IARC会議でも、「ピロリ菌のスクリーニング検査、および除菌治療を行うことを推奨する」と勧告していますが、日本の胃がん検診には、ピロリ菌の感染はまったく考慮されていません（2020年3月現在）。

事故が多発する、バリウム検査のリスク

バリウム検査で、便秘になった経験を持つ方は多いと思いますが、それで済んだのは運がよかったのかもしれません。なぜなら、命を失ってしまう事故が度々起きているからです。

ほとんど報道されていませんが、バリウムが大腸などに固着して孔《あな》が開く、「穿孔《せんこう》」事故が全国で多発しています。

穿孔を起こすと緊急手術が必要になり、数ヶ月間は人工肛門での生活を余儀なくされてしまいます。高齢者が死亡したケースもありますが、バリウム検査の前にこうした説明はされていません。

私もこれまでに被害者の方々から相談を受けてきましたが、こうした重大な事故が起きても、検診団体や自治体は「偶発的なトラブル」と主張、被害を受けた人の自己責任にされています。

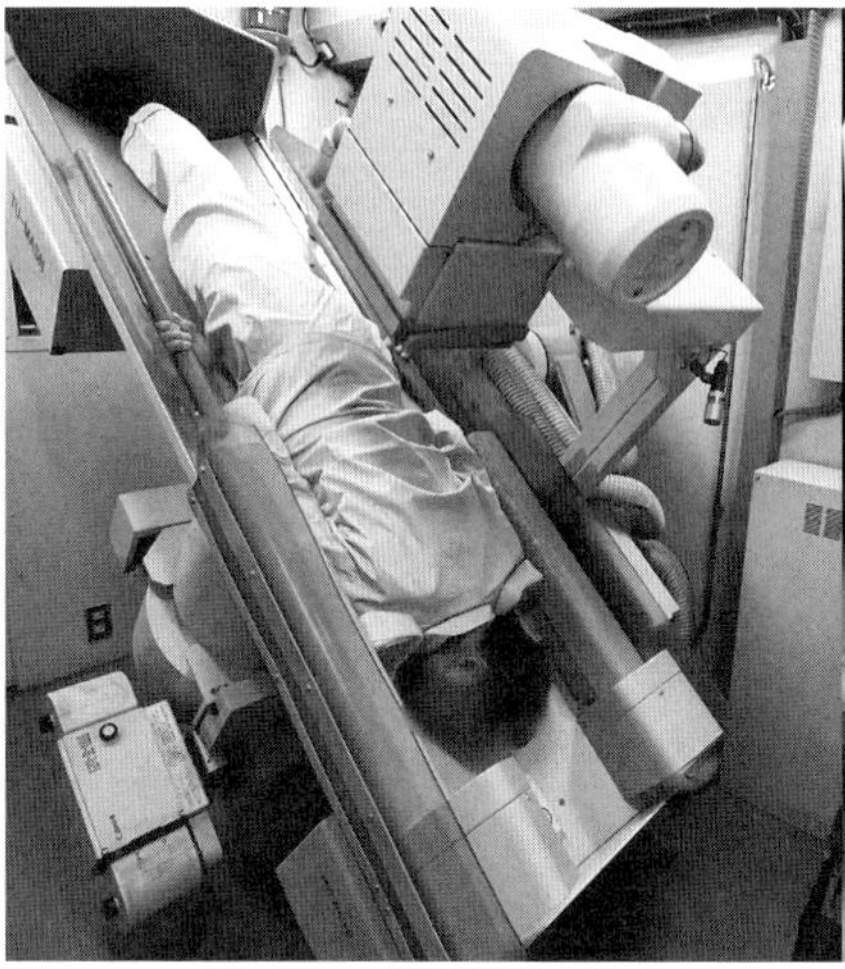

検査台は最大45度まで傾斜する

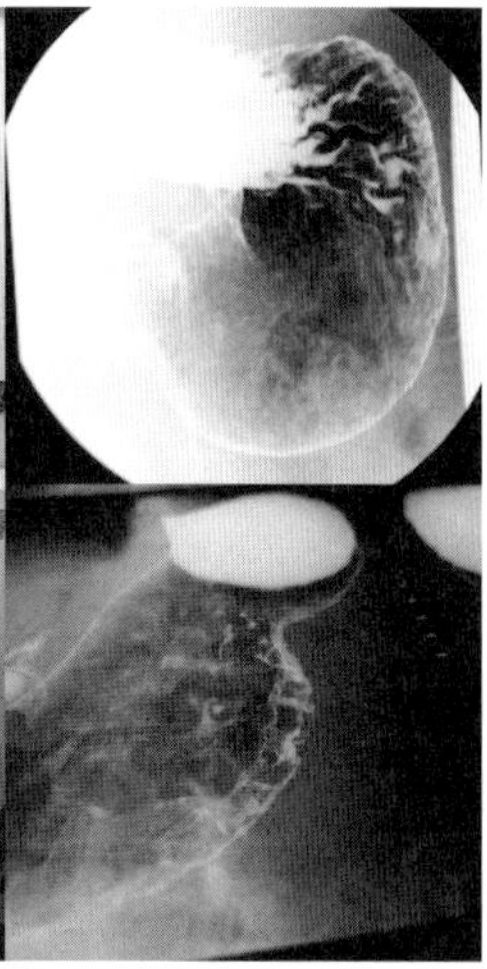

バリウム検査による画像

ＰＭＤＡ（医薬品医療機器総合機構）に報告されたケースだけで、２０１８年の穿孔事故は「80例以上」ありました（バリウム検査によるトラブルは副作用被害救済制度の対象になる場合があります）。

また、飲用したバリウム液でアナフィラキシーショックを起こして死亡したケース、急角度に傾斜した検査台から滑り落ち、頭をはさまれて死亡した事故も起きています。

胃がんで死なないために受けた検査で、命を落とすなど、決してあってはならないことです。

胃がんから命を守るにはどうすればよいか？

胃がん5年生存率は「1期＝97・4％」ですが、進行してしまうと「4期＝6・9％」までに下がります。肺がんと同様、胃がんも早期発見しなければ、命を脅かす怖い存在なのです。

しかし、利権に守られた胃がん検診を変えることは、たやすくありません。

そこで、前述の浅香医師は胃がん対策として「ピロリ菌治療」を保険適用することを考え、治療する際の条件に、「内視鏡検査」を義務化させたのです。これが事実上の「内視鏡検査による胃がん検診」になりました。

現時点で約800万人がピロリ除菌と内視鏡検査を受けています。

ただしピロリ菌の治療対象は、一定の症状がある患者になります。そこで注目されているのが、一般的ながん検診として、ピロリ菌の感染と胃の健康状態を組み合わせた「胃がんリスク層別化検診（ABC検診）」＝通称「リスク検診」です。

このように無駄な検査を減らし、リスクの高い人には重点的に内視鏡検査を行うことで、従来のバリウム検査とは比較にならないほどの効果を上げています。

人口40万人の神奈川・横須賀市では、バリウム検査での胃がん発見がゼロの年が続いたことから、２０１２年に全面的に「リスク検診」に切り替えました。

その結果、５年間で発見した胃がんは「２４９件」、そのうち早期が「78・７％」を占めていたのです。もし、漫然とバリウム検査を継続していたら、さらに多くの命が失われたと予想されます。しかしこの胃がん「リスク検診」について、国は死亡率減少効果がないとして、推奨していません。

導入を進めた、横須賀市医師会の松岡幹雄医師に聞くと——

「胃がん検診の目的は、胃がんで死ぬ住民を減らすことです。国の方針など気にするよりも、そのほうが大切です」

東京・目黒区でも、この「リスク検診」の導入によって胃がん発見率はバリウム検査の4・3倍、検診費用は１／３に抑えられたそうですが、残念ながら２０１８年の調査では「リスク検診」を導入したのは３０７の自治体で、全国の18％に過ぎません。

個人でも「リスク検診」は受けられますので、気になる方はかかりつけ医などに相談してみることをおすすめします。

「大腸がん検診」の罠

便潜血法を信用しすぎない

毎年検診を受ける本当の意味とは

大腸がんは比較的進行が遅く、ステージ3の5年生存率でも「84・2％」です。他のがんは、画像診断が中心ですが、大腸がんの集団検診では、がんの兆候を間接的に拾い上げる「便潜血法」を国は推奨しています。

大腸に発生したがんに便が接触すると出血が起きるので、これを検知して精密検査につなげるという方法です。他の検査と大きく違うのは、サンプル採取を受診者自身が行うこと。まず、トイレの水に浸からないように排便して、検査用のスティックで便を採取。これを2日行って、検査会社に提出します。

国立がん研究センターによると、便潜血法で「要精密検査」となるのは「約7％」、実際に大腸がんと診断されるのは「0・1〜0・2％」。

実は便潜血法という検査の感度自体は、決して高くありません。

大腸がん治療の専門家・都立駒込病院の小泉浩一医師（消化器内科部長）に、便潜血法について解説してもらいました。

「便潜血法の利点としては、安い、検査のリスクがないということ。これまでの研究で、〝集団の死亡率を下げる目的〟としては、最も有効な手段です。直腸がん、S状結腸がん、肛門に近いところは、高い確率で便潜血法は陽性になります。ただし、小腸に近い右側の大腸は、進行がんになっていても、便潜血法では陰性になることも少なくありません」

ここで注意したいありがちな誤解が、「今年は異常ナシだったから、数年は検査の間隔を開けよう」という考え方です。検査の感度が低い便潜血法は、毎年受診しなければ、それだけ「すり抜け」のリスクが高まり、早期発見ができなくなります。また陽性になった場合、大腸内視鏡検査を受ける必要がありますが、「痔《ぢ》があるから」などの理由や、自己判断で精密検査を受けないケースも同様にリスクが上がります。

小泉医師は、「40歳を過ぎたら、任意型検診としての大腸内視鏡検査を一度は受けて、がんに進行するタイプのポリープがないかを確認。もしポリープがあれば、5年に1回くらいの割合で大腸内視鏡検査を継続していくという方法も有効」と言います。

ただし、大腸内視鏡検査では、肛門から内視鏡を挿入されるので、抵抗感を持つ人は多いでしょう。そこで、選択肢として挙がるのが、「カプセル内視鏡」と「CTコロノグラフィー」という検査です。

カプセル内視鏡は、超小型カメラを搭載した2センチメートルほどのカプセルを飲み込み、身体に装着したレコーダー（録画機）に、リアルタイムで画像が転送されてくる仕組みです。内視鏡では届かない小腸も確認できるというメリットがあります。

ＣＴコロノグラフィー検査は、大腸にCO_2ガスを造影剤として投与、ＣＴ撮影後にコンピューターで3次元画像に再構築して、大腸の病変を見つける方法です。

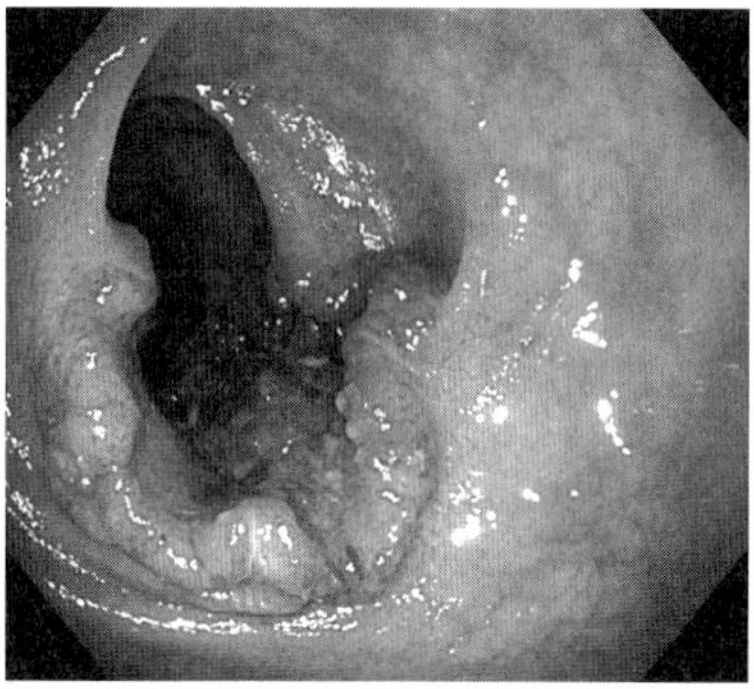
大腸がんの内視鏡画像（画像提供：小泉浩一医師）

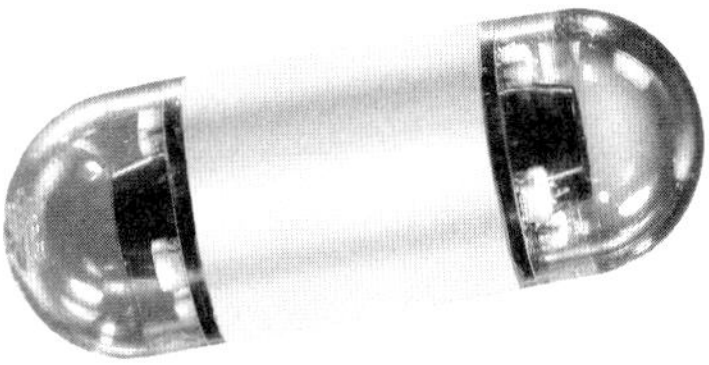
カプセル内視鏡

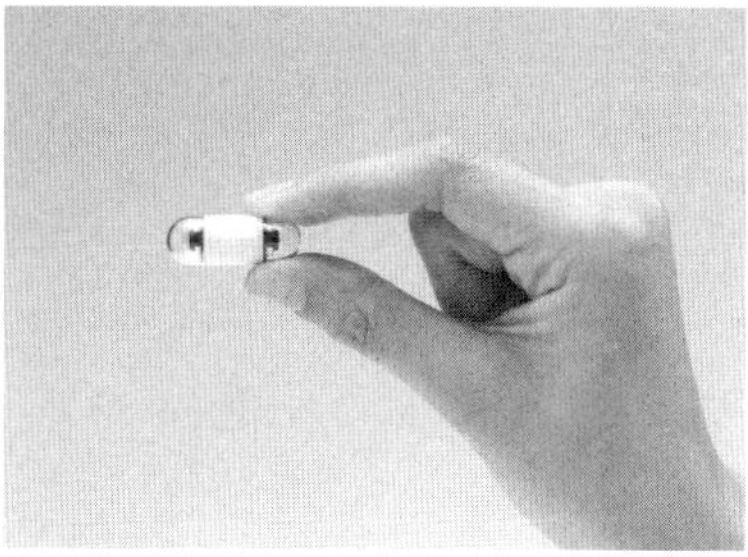

「乳がん検診」の罠

マンモグラフィだけでは

早期発見できない

マンモグラフィ検査の限界

女性のがんで最も患者数が多い、乳がん。年間7万人を超える人に乳がんが発見され、11人に1人が生涯のうちに乳がんになると言われています。

2015年に乳がんと判明した、元プロレスラーの北斗晶さん。右乳房を全摘する手術を受け、リンパ節の転移が見つかったことを記者会見で赤裸々に語りました。

この時、全国各地でマンモグラフィ検査の問い合わせが相次いだことが話題になりました。〝乳がんの早期発見はマンモグラフィ〟というキャンペーンの影響でしょう。

でも、私は不思議に思いました。

北斗さんは毎年、マンモグラフィ検査とエコー（超音波）検査を受けていたのに、乳がんが見つかったのは、自己診断だったのです。

見逃された可能性が高いのに、なぜ現在の乳がん検診を疑わないのでしょうか。

マンモグラフィ検査は、プラスチックの板と板の間に、乳房を挟み伸ばした状態で、X線により撮影します。この時、強い痛みを感じることもあって敬遠する人も多く、受診率は「44・9％」と半数にも届かない状態です。

現時点で国が推奨する乳がん検診は、40歳以上を対象にしたマンモグラフィ検査のみ。集団での死亡率減少効果があるとしていますが、これはあくまで医療政策上の決定です。乳がんは20歳代から増え始め、30歳代から急増しているのが現実であり、40歳という線引きで安心すべきではありません。

デンスブレスト（高濃度乳房）とは

マンモグラフィ検査は「しこり」になる前の、小さな乳がんを発見できるとされていますが、マンモグラフィでは、乳がんが見えにくいタイプの乳房があるのをご存じでしょうか。
それは「デンスブレスト」、直訳すると「高濃度乳房」です。（次ページ参照）
乳腺の濃度が高いために、マンモグラフィでは全体が白く写ってしまうので、たとえ乳がんがあっても、乳腺に隠れてしまい、見えづらいのです。
加えてデンスブレストは、乳がんの発症リスクが高いと言われています。福井県と

デンスブレスト（高濃度乳房）

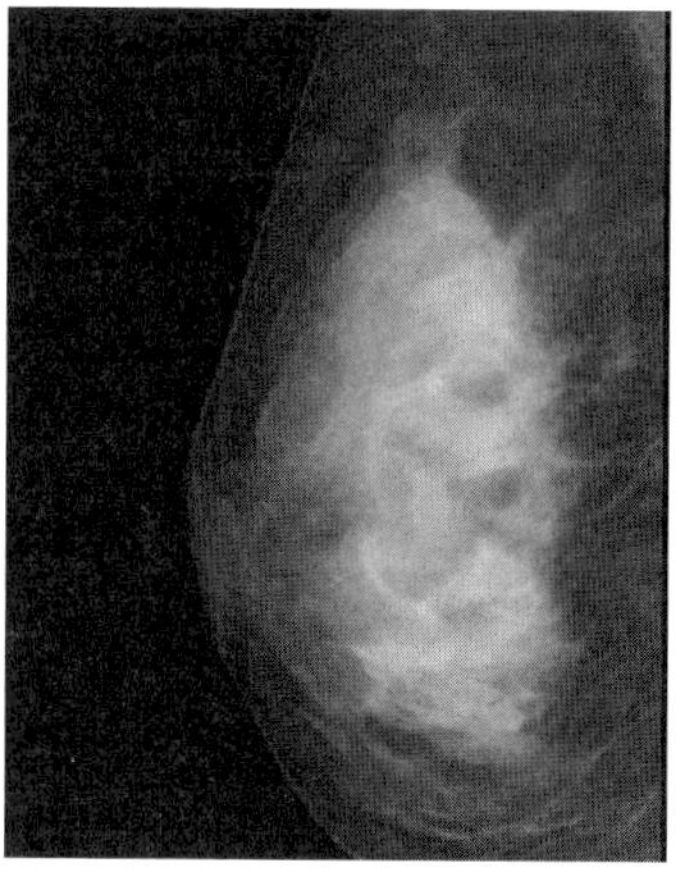

マンモグラフィの画像。密集した乳腺によって「がん」が隠れて見えない状態

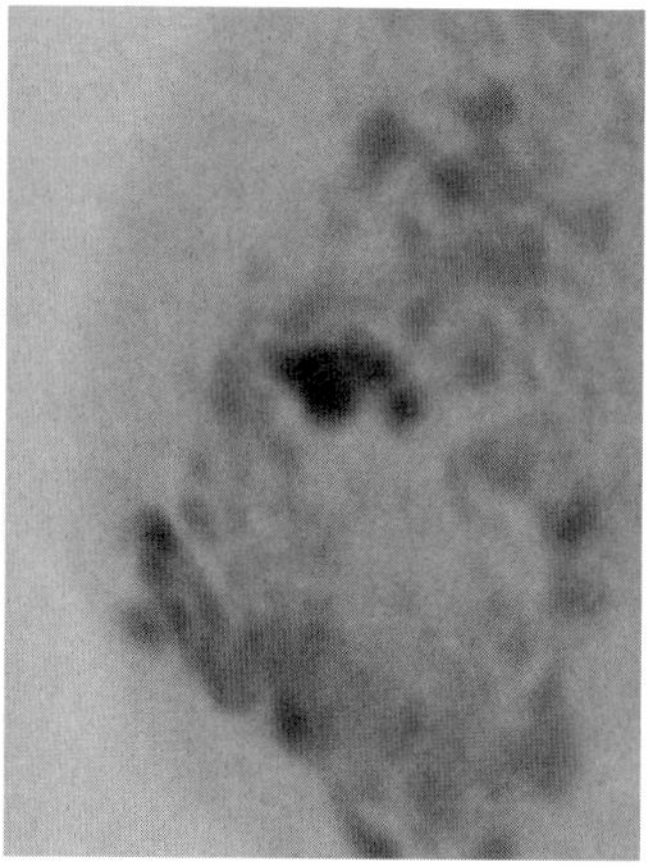

無痛MRI検査（ドゥイブス・サーチ）。黒い影の部分が「がん」。密集した乳腺があっても確認できる（画像提供：高原太郎医師）

愛知県の調査では、40歳代の約5割から約7割がデンスブレストでした。つまり、半数以上が、マンモグラフィ検査での早期発見は難しいということになります。

これまではエコー検査を使えば、デンスブレストでも診断が正確にできると考えられていましたが、専門性を備えた医師や技師が少ないこと、北斗晶さんのケースを見てもわかるように、エコー検査だから早期発見ができるとはいいきれないのです。

「無痛MRI乳がん検査」とは

こうした中で、デンスブレストの乳がんを早期発見する方法として開発されたのが、ドゥイブス法、通称「無痛MRI乳がん検査」です。これは東海大学の放射線科医・高原太郎教授によって考案されました。（前ページ参照）

最大の特徴は、デンスブレストであっても、容易に早期乳がんを診断できること。約1,000例あまりの検査実績では、乳がんの発見率がマンモグラフィの約5倍という結果が出ています（比較臨床試験ではありません）。

マンモグラフィの場合、1回の撮影で、0・05～0・15ミリシーベルトの被曝を受けますが、（1年間に受ける自然放射線量は約2・4ミリシーベルト）「無痛MRI乳がん検査」の撮影は、磁気を使うので被曝はゼロ。

検査方法は、薄手のシャツを着たまま、うつ伏せになるだけ。マンモグラフィのように乳房を露出したり、挟んだりする必要はありません。

また、従来の造影剤を使うMRI検査では、アナフィラキシーショックなどのリスクがありましたが、「無痛MRI検査」は造影剤などを必要としません。

デンスブレストの乳がん検査として、精度が高い検査と言えますが、開発されて日が経っていないこともあり、検査を受けることができる施設は、全国でわずか20ヶ所しかありません。（2020年2月現在）

検査費用の助成はないので全額自費となり、施設によって約2万円〜3万円の費用がかかります。

日本では、マンモグラフィ検査で、デンスブレストであることがわかっても、受診者に伝えるかどうかは、自治体の判断に委ねられています。そのため大半の人は、デンスブレストであるか、知らないのではないでしょうか。

女性にとっては自分の命を守る上で、必要不可欠な情報ですので、自治体や検診団体に問い合わせするなどしてください。

ちなみにアメリカでは、全米50州のうち27州がマンモグラフィ検査でデンスブレストが判明した場合、受診者に通知することが義務付けられており、追加の検査方法として、MRI、CT、エコーなどを紹介しているそうです（デンスブレスト対応ワーキング・グループ資料より）。

「子宮がん検診」の罠
細胞診の見落としは３割もある

日本で受診率が低い本当の理由

女性のがんで5番目に多いのが「子宮がん」です。国が推奨しているのは、「子宮頸がん」の細胞診で2年に1回、対象は20歳以上。

がんの中では、比較的若い世代からかかりやすく、進行した段階で発見されると、子宮を摘出するなど、妊娠を諦めることになるので、早期発見やワクチンによる予防が重要だと言われています。

子宮の入り口付近に、がんが発生することが多いので、比較的発見されやすいのですが、問題は「42・3%」という受診率。

アメリカの約8割という受診率と比較すると、半分ほどしかありません。ただし、これは日本女性の意識が低いという理由だけではないと私は思います。

インターネットが生活の中に普及して、30年あまり。一般の人がブログやSNSなどを使って、リアルな情報を共有するようになりました。実はそこで「子宮頸がん検診」に関して、多くの見逃しや誤診などの体験談を目にするのです。

女性にとってデリケートな検診なので、ネットで体験談を調べて影響を受けていることが予想されます。実際に、見逃しや誤診が多いのでしょうか。

「検査の見逃し5割」でも受けますか？

子宮頸がんが進行すると、下腹部や腰の痛み、出血、尿や便に血が混じるようになります。こうした自覚症状が出る前に、検診で早期発見しなければなりません。

国が推奨している「細胞診」は、専用のブラシで子宮頸部をこすって細胞を採取、そのサンプルを染色液で染めて顕微鏡で確認します。

しかし、サンプル採取で綿棒などを使用して、細胞が十分に採取されず、正確な診断がつかないケースや、適切な場所からサンプルを採取できず、「異常ナシ」という診断になってしまうケースが報告されているのです。

子宮頸がんは、ヒトパピローマウィルス（通称＝ＨＰＶ）の感染が原因でおきます。ＨＰＶは約１００種類以上ありますが、がんに関係するハイリスクな13～14種類に絞って「ＨＰＶ検査」を行うことができます。このＨＰＶ検査の単独や細胞診と合わせて、子宮頸がん検診として行っている国があります。

カナダで実施された、無作為比較臨床試験という質の高い研究では、30歳から69歳の健常者を2つのグループに分けて、HPV検査と細胞診を実施しました。その結果、病変を検出する感度は、HPV検査「94・6％」、細胞診「55・4％」と圧倒的な差が出たのです。

6万人以上を対象にした、最も精度の高い研究手法のメタ・アナリシス（複数の論文を解析する研究）でも、検査感度はHPV検査「96・1％」、細胞診「53％」と同じ傾向がでています。

日本は現在の細胞診を変えようとしませんが、一般的な感覚では、検出感度50％程度の検査を積極的に受けたい人は少ないでしょう。

子宮頸がんを未然に防ぐために、HPVワクチンの接種が世界中で実施されています。日本では2009年から、12〜15歳の少女およそ770万人が接種を受けましたが、重い自己免疫性疾患等の副反応が起きました。しかし副反応を訴えても詐病扱いされ、救済は十分ではありません。HPVワクチンによる子宮頸がんの一定の予防効果は、海外で実証されていますので、各自の慎重な判断が必要です。

「肝臓がん検診」の罠

まずはウィルス検査を。脂肪肝も原因に！

B型、C型肝炎ウィルス検査は、一度は受けておこう

年間2万7000人が死亡している、肝臓がん。

原因の大半がB型肝炎とC型肝炎です。これらは過去に行われた集団予防接種の連続注射や、止血剤として使われた血液製剤、輸血など、血液を介して感染します。

B型肝炎に感染した人の10〜15％で慢性肝炎が起こり、特に症状が出ないまま肝硬変から肝臓がんに進行することがあります。C型肝炎も同様の経過を辿り、慢性肝炎で適切な治療をしないと、20〜25％が肝臓がんに進行すると言われています。

「沈黙の臓器」と言われる肝臓の場合、自覚症状が現れるのはかなり悪化した状態になってから。B型肝炎とC型肝炎を合わせた患者数は、推定350万人です。

「肝がん検診団」を結成して、潜在的な肝炎患者の掘り起こしや肝炎検診を行っている、川西輝明医師（肝臓クリニック札幌・院長）はこう言います。

「肝炎ウィルス検査を一度も受けたことがない人は、いまでも少なくありません。B型肝炎とC型肝炎は、画期的な治療薬が出たので、早期で治療すれば肝臓がんになる

のを防ぐことが可能になりました。だから、誰でも一度は検査を受けてください」

感染リスクがあるのは、集団予防接種の連続注射を受けた1980年前後より以前に生まれた世代。また、血漿成分を含めた輸血用の血液も、1990年頃まで14%程度の肝炎ウィルスが検査をすり抜けていた記録もあるので、当時に手術や出産を経験している人は病院に問い合わせてください。

B型肝炎ウィルスは高い確率で母子感染が起きていましたが、現在ではヒト免疫グロブリンとB型肝炎ワクチンを組み合わせると、予防が可能です。そのためにも、自身が肝炎ウィルスに感染してないか、把握することが大事なのです。

肝炎ウィルスの感染がわかった場合、肝臓専門医を受診して、半年ごとに血液検査で肝機能の数値（GOT、GPT）を調べ、エコー検査で肝臓の状態を確認しながら、治療開始のタイミングを決めていきます。

脂肪肝から肝臓がんに進行する

肝炎ウィルスに感染していないし、酒も飲まないのに、肝臓がんになるケースがあ

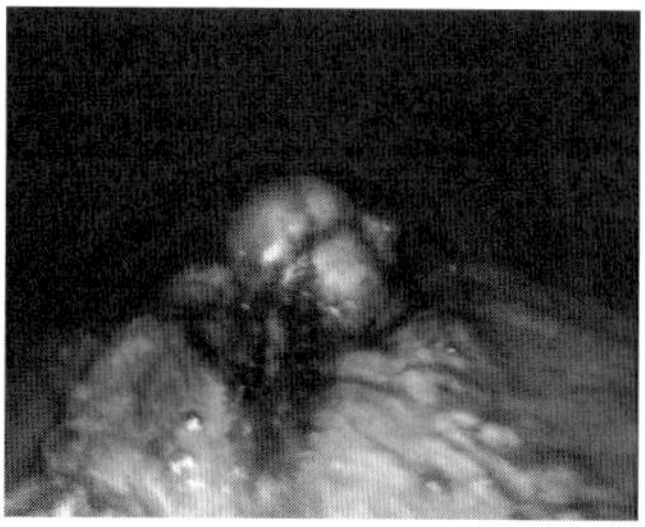

脂肪肝から肝硬変になった状態。画像提供：川西輝明医師（肝臓クリニック札幌）

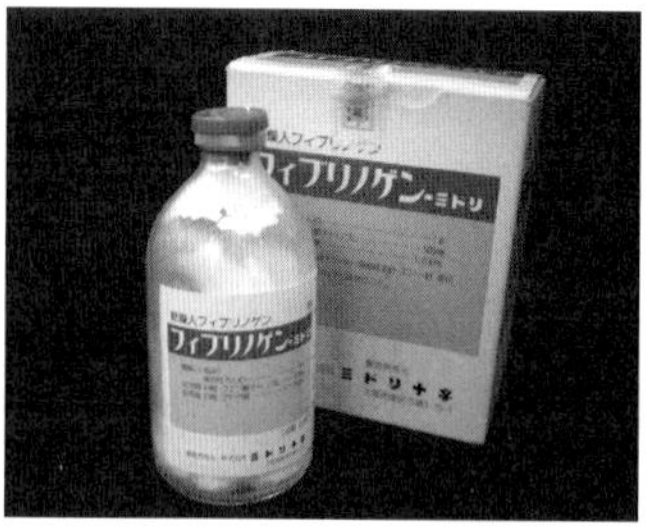

血液製剤フィブリノゲン。C型肝炎ウィルスの感染原因となった

ります。その原因は、「非アルコール性脂肪肝炎」＝「NASH（ナッシュ）」。前述の川西医師によると最近、増えているそうです。

成人男性の3割が脂肪肝と言われているので、決して他人事ではありません。

「腹腔鏡カメラで見ると、NASHの肝臓には、黄色い脂肪の粒がびっしりと付着しています。糖尿病などと同じ、生活習慣病の一種ですね。NASHの2割が約10年で肝硬変や肝臓がんに進行する、という研究もあります。最近では、NASH由来の肝臓がんで死亡した人のほうが、B型肝炎で肝臓がんになって死亡した人の数を上回ったとも言われています」（川西医師）

NASHが原因で肝臓がんになる人の多くが、60歳以上。川西医師はいいます。

「そうなる前に、食生活を改善することが重要です」

「前立腺がん検診」の罠
ステージ4の5年生存率は64%

前立腺がんは、他のがんと完全に発想を変える必要があります。

大半のがんは、早期発見・早期治療が基本。放っておくと、がんが進行して、完治のタイミングを逃し、大きくなり、他の臓器に転移し、身体機能に影響が出ます。

一方、前立腺がんは、「進行スピードが極めて遅い」ことが最大の特徴なのです。5年生存率を見ると、ステージ1から3までなんと「100%」。

ステージ4でさえ「64・1%」なのです。他の原因で死亡した男性を解剖した結果、生前は本人も知らなかった前立腺がんが見つかることが度々ある、と聞きました。

ただし、前立腺がんで命を落とす人は、毎年1万2000人います。ゆっくりだけど、油断はできない「がん」なのです。

前立腺に異常があると「PSA」という値が上昇します。そこでこの値は、前立腺がんの状態を判断する、腫瘍マーカーとして使われるようになりました。

しかし、全国の自治体8割で「PSA検査」を前立腺がん検診として取り入れているにもかかわらず、死亡率減少効果のエビデンスがないという理由で、国は推奨していません。ただし、これは前立腺がんの専門家である、泌尿器科の医師が1人もいない会議において、検診学者によって決定されたものです。

かつてPSA検査を推奨しなかった検診学者は、毎年1万人を超える人の命が失われていることについて、責任をまったく感じないのでしょうか。

PSA検査で前立腺がんを監視する

前立腺がんの専門家・赤倉功一郎医師（東京新宿メディカルセンター副院長）は、誤ったイメージが広まっていると危惧しています。

「1度もPSA検査を受けていない高齢者が、腰痛で整形外科に行ったら、前立腺がんが全身に骨転移していたケースがありました。脊椎に転移して麻痺となり、足が動かなくなった人もいます。前立腺がんがあっても、寿命に影響がない人も確かにいますが、一方でお気の毒な状況になる人もいるのです」

前立腺がんは、男性の機能に大きく影響する場所にあるため、手術などの合併症が現れやすいという特徴もあるようです。

都内在住の70代男性は、人間ドックで初めてPSA検査を受けたところ、基準値を大きく超える値が出ました。摘出手術を受けた後、がんの取り残しが判明して、今度は9週間にわたる放射線治療を受けました。

これに追い討ちをかけたのが、手術の後遺症による尿漏れでした。尿もれパッドを1日5回換える生活。不測の事態が起きる可能性におびえ、気軽に外出できなくなりました。そこで、主治医に相談して、体内に排尿をコントロールする人工装置を埋め込み、ようやく仕事に復帰できたそうです。

「もっと早くにPSA検査を受けていれば、こんな苦労をせずに済んだかもしれない。一生の不覚です」こう男性は振り返りました。

赤倉医師は、前立腺がんには、特有の対応方法が必要だといいます。

「すぐに積極的な治療をするのではなく、定期的にPSAの値と生検でチェックする。そしてPSA値が動いたら適切な治療を行う。これが『前立腺がんの監視療法』です。手術、放射線、ホルモン療法などの特徴を理解して、ご自分の年齢や生活環境などから治療を選択することが大切ですね。注意していただきたいのは、ホルモン療法の副作用では、勃起、性欲は機能しなくなりますし、筋力も低下します」

なお前立腺がんは、骨に転移しやすいという特徴がありますので、決して油断せず適切な治療のタイミングを知ることが大切です。

膵臓がんの早期発見は、今や不可能ではない

早期発見を可能にした、超音波内視鏡

元プロ野球監督の星野仙一、歌舞伎俳優の坂東三津五郎、元横綱・千代の富士だった九重親方など、多くの著名人が「膵臓がん」で亡くなりました。

ステージ4の5年生存率はわずか「1・5%」。このがんの「治療の難しさ」は際立っています。「膵臓がんを診るのは、敗戦処理のピッチャーみたいな心境だ――」そんな本音を吐露した医者もいました。

膵臓がんで亡くなる人が多いのには、理由があります。

胃がんや大腸がんなどは、内視鏡を入れて状態を直接確認することができますが、膵臓がんが発生する「膵管」は、直径わずか0・5ミリから1ミリ程度。そこに入るミクロサイズの内視鏡は存在しません。

CT、MRI検査で確認できる「1~2センチのサイズ」は、他のがんであれば十分に早期の部類ですが、膵臓では「進行したサイズ」のがんなのです。しかも、膵臓は正面から見ると、胃の裏側にあって、そこはリンパ管や血管の要にあたる場所です。つまり転移しやすい条件が揃っているというわけです。

こうした要因が重なって、膵臓がんが見つかった時には、手術や放射線、抗がん剤などで治すことが難しいという状況が続いていました。

膵臓がんの常識を変えた「超音波内視鏡」

膵臓がんを早期発見することは不可能――。

そんな常識を変えたのが、「ステージ0」の超早期の膵臓がんを、「超音波内視鏡」と「膵液の細胞診」を使って発見する手法です。花田敬士医師（JA尾道総合病院）らのグループが開発しました。

「膵臓がんは、直径1ミリ程度の膵管の粘膜内に発生します。超音波内視鏡を使い、新たに開発された膵液の細胞診を行うと、9割の確率で、がんであるか診断できます。がんが膵管内に留まっている〝0期〟で発見できれば、外科手術で摘出して、100％近い確率で完治させることが可能です」（菊山正隆医師：東京都立駒込病院）

CT検査で写る膵臓がんの大半が、2センチ以上の進行がんです。たとえ半年に1回のCT検査をしても、すでに肝臓に転移していたという状況も珍しくありません。

菊山医師のグループは「膵癌早期診断研究会」を立ち上げ、〝ステージ0〟で膵臓がんを発見する取り組みを始めましたが、周囲の反発は大きかったそうです。

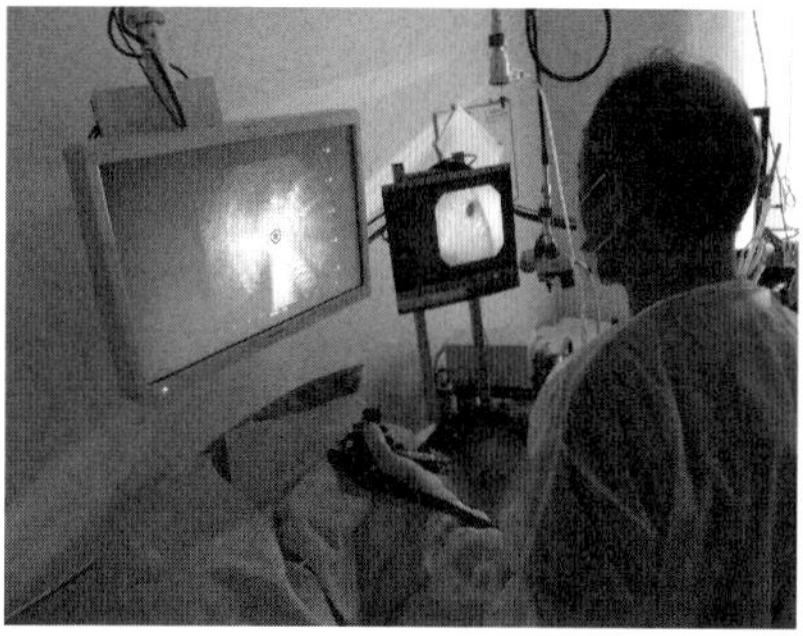

超音波内視鏡検査を行う菊山正隆医師

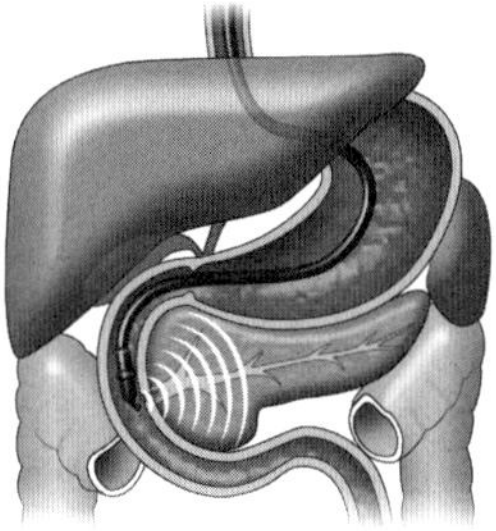

超早期の膵臓がんを超音波内視鏡と膵液の細胞診で発見する

「最も大きな障害は、膵臓がんの早期発見を最初から諦めている医者の意識でしょう。ＣＴやＭＲＩ検査では〝０期〟の膵臓がんを発見できません」（菊山医師）

特に注意してほしいのは、次のような膵臓がんのリスクが高い人です。

「親族に膵臓がん患者がいる」「糖尿病が急に悪化した」「喫煙者」「長年にわたる大量の飲酒」「慢性膵炎や膵嚢胞《すいのうほう》と診断された」など。

現在、超音波内視鏡による「膵臓がん早期発見」を積極的に実施しているのは、同研究会の医師らが所属する全国15施設など。まだ限られた施設にしかないことが残念です。

コラム 5 内視鏡検査のウラ側

◆早く終わってしまう内視鏡検査はあやしい

ある雑誌の企画で、全国の内視鏡医たちを取材したことがありますが、その中に検査時間の短さを自慢する医師がいました。患者の人気も高いそうですが、これは本末転倒。小さな病変を発見するためには、空気を出し入れしながら胃内を隅々まで手順よく観察する必要があります。さらに疑わしい箇所には特殊な検査液を散布したりするので、一定の検査時間が必要なのです。「早さ」だけをアピールする内視鏡医は「見逃し、見落とし」の可能性が高いと考えた方がいいでしょう。

◆苦しくないのは経鼻内視鏡

内視鏡検査で「オェッ」となるのは、口から入れる内視鏡だと、舌の付け根にあたる「舌根部」が刺激されて嘔吐反射が起きるからです。

鼻から入れる内視鏡なら「舌根部」に接触しないので、嘔吐反射は起きませんし、検査中に内視鏡の画像を見ながら内視鏡医と会話することも可能です。最新型の鼻から入れる内視鏡は、その画質や胃がんの発見率、早期胃がんの発見割合も、口から入れる内視鏡と差はありません。

◆〝スキルスはバリウム検査の方がよい〟は誤解

内視鏡医の指導医である静岡赤十字病院・経鼻内視鏡センターの川田和昭医師は、「スキルス胃がんはバリウム検査のほうが見つかる」、こんな誤解をしている医師が今でも多くいると指摘します。

「そもそもバリウムで見つかるようなスキルス胃がんは、(命を) 助けることが難しい、かなり進行したものなのです。内視鏡検査中に空気を出し入れして胃壁の伸び具合は良好かどうか、〝びらん〟を伴っていないか、あるいは胃の粘膜に色調の変化はないか、などをチェックしている内視鏡医であれば、比較的早期のスキルス胃がんを発見することも可能なのです。」

◆内視鏡検査の知られざるメリット

バリウム検査の対象は、基本的に「胃がん」のみですが、内視鏡検査は、「咽頭」から「食道」そして「胃」まで病変がないか、確認していきます。そのため、バリウム検査から内視鏡検査に切り替えた自治体や企業では、早期の咽頭がん、食道がんが発見されているのです。喫煙者はそういった「がん」のリスクが高い方なので、むしろ積極的に内視鏡検査を受けるべきでしょう。

第7章

ダメ医者に騙されない「賢いがん患者」術

未来を最も左右する、
がん治療は「最初の選択」

猶予は約１ヶ月。その日にそなえよう

最初の選択が未来を決める

「外科手術か、それとも放射線治療か？」「乳房を全摘か、温存か？」「抗がん剤治療を受けるべきか、やめるべきか？」

がん治療で一番大切なのは、「最初の選択」です。

どの病院で、どんな治療を受けるのか？　医療にそれほど詳しくない一般の人々が、約1ヶ月間のうちに決めなければなりません（急性白血病は早急な治療が必要）。この最初の選択によって、がん患者の未来が振り分けられていく現実を私は見てきました。

40代で食道がんが見つかった男性は「外科手術」と「放射線治療」の2つの選択肢があると医者から提示されました。リンパ節に転移している可能性があるので、どちらを選択しても、「抗がん剤治療」は必要になると説明されたそうです。

そこで男性は、早期の食道がんの5年生存率を調べたところ、外科手術が「51%」、放射線と抗がん剤治療の組み合わせで「46%」という結果でした。しかし、がん治療の難しさは「5%」の違いだけではわからないところにあったのです。

選択の先に、時には厳しい現実もある

男性は、さんざん迷った末に、外科手術を選択しました。

理由は、少しでも成績がよい治療のほうが生き残る確率が高いと考えたこと、手術のほうが、再発リスクが低いと説明されたからです。

10時間に及ぶ手術は成功しました。しかし、その後の生活は、男性の予想とは異なり以前とは大きく様変わりして、苦難に満ちたものになったのです。

男性の場合、がんが見つかった食道を大きく切除して、そこに胃を細く縫い合わせて吊り上げる、大がかりな「胃管再建」という手術になりました（66ページ）。その合併症の「ダンピング症候群」が、彼を悩ませたのです。

何か食べるたびに、動悸や目眩が起こり、冷汗と倦怠感、時には耐えられないほどの嘔吐感に襲われてしまうのが「ダンピング症候群」の特徴です。

男性にとって食事が苦痛となり、体重が激減。人相まで変わってしまいました。

悩ましい決断、結果は誰にもわからない

もう1つの選択肢「放射線治療」を男性が選んでいたら、治療後の生活は違っていたかもしれません。なぜなら、食道や胃はそのまま温存することが可能だからです。

外部から放射線を照射する方式では、約5週間かけてがんを焼きます。また、がんの病巣部分に「密封小線源」を埋め込む「内部照射」という方法もあります。

放射線治療の合併症は、照射された部分の乾燥や痒み、ヒリヒリ感、皮膚炎、鈍い痛みなど。通常は放射線治療の終了後、約1ヶ月で症状は消えるそうです。

放射線治療が終了すると、今度は半年近くかけて抗がん剤治療を行います。この間に強い副作用を乗り越えなければなりません。

ただし、放射線治療を選択していたら、絶対に正解だったとも言い切れません。がんがある部位を大きく切除したほうが、再発リスクは低いと考えられているからです。

がん治療の選択肢を提示されて、考える時間の猶予は1ヶ月程度しかありません。

だから、〝その日〟にそなえて「がん治療」を知っておくことが大切なのです。

「セカンドオピニオン」は、
目的を明確にして受けよう
医者も人間。関係を築く努力も必要

「セカンドオピニオン（以下、セカオピ）を受けたいと言うと、主治医を疑っていると思われて、関係が壊れてしまう気がしますが、大丈夫ですか？」

こうした相談を受けることがありますが、治療方針について迷ったり、疑問があったりする時は、セカオピを積極的に使うことを勧めます。

セカオピではA〜Dの目的を明確にする

A「現在の病院では、受けられない治療法について知りたい」
B「主治医の専門科とは、違う視点の意見を聞きたい」
C「主治医が経験不足のようで不安」
D「主治医と相性が悪いので治療を受けたくない」

AとBについては、主治医に、「病院や主治医を変えたいのではなく、選択肢を知っておきたい」ということを明確に伝えてください。現時点では「外科手術でがんを取りきる」治療が、最も再発リスクが少ないと考えられていますが、放射線治療などの

「切らずに治す」という選択をすることも、患者の当然の権利です。

それに、今ではセカオピに抵抗感・拒絶感を持つ医者は昔よりも少なくなりました。

Cで生じる不安は、患者なら当然ですが、たとえ外科手術の経験豊かな医者がいる病院でも、トレーニングで若手に手術を任せる場合も多いのです。また、主治医に著名な医者のセカオピを受けたいと伝えたところ、「私もあの先生の診療方針を聞いてみたい」という反応が返ってきたケースもあります。

Dの場合、礼節を欠き、傲岸不遜を絵に描いたような医者は、残念ながら少なからず存在しています。そんな人間に自分の命を預けるのは嫌だ、と思うのは当然ですから、病院を変える前提でセカオピを受けてもいいかもしれません。

セカオピの費用は、30分あたり1万円～2万円程度。「がん専門病院」、「そのがん種を多く扱っている病院」のセカオピ外来をお勧めします。自由診療クリニックのセカオピは、根拠のない治療に誘導されるので、絶対に受けてはいけません。

医者も人間、まずは関係を築くところから

ただし、100%完璧な医者はいません。限られた時間ですから理想の医者を求めてドクターショッピングをするのは絶対に避けるべきです。

2007年に肺がんの手術を受けた女性は、3年あまり経って再発。この時、主治医の心ない言動や、診察中にパソコンばかり向いている態度に傷ついていました。主治医を変えようか迷い、相談した、がん患者会シャローム代表の植村めぐみさんからこんなアドバイスを受けました。

「がんと闘うには、医者を味方につけたほうがいい。絶対にそのほうがいいわよ」

そこで女性は、自分から変わる努力をしました。挨拶は明るく、医者に感謝していることを、必ず言葉と態度で示すようにしたのです。

そしてある日、思いきって「先生、私と一緒に再発がんと闘っていただけますか」と言って右手を差し出すと、ずっと冷たいと思っていた医者が、両手でぎゅっと握り返してくれたそうです。それから関係性は、ガラリと変わりました。再々発も放射線治療で乗り越え、現在は「イレッサ」という抗がん剤で、肺がんは消失した状態です。

病院の勤務医は、長時間労働と重い責任を抱えて、常に余裕がない状態です。女性のように、患者から歩み寄ることも考えてみるべきでしょう。

「ブランド、利便性」で、病院を選んではいけない

がんビジネスにだまされない

ブランド病院は本当にベストな選択か？

がんと告知されたら、「どこの病院で治療を受けるか」という問題に必ず直面します。自分の住んでいる地域の「がんセンター」や大学病院、そして大きな総合病院を選ぶ人が多いようですが、地方から東京都内のブランド病院や著名な医者を受診する人も、少なくありません。命がかかっている治療ですから、最善の治療を求めるのは当然です。

ただし、そのようなブランド病院や著名な医者が、本当にがん治療としてベストな選択なのか？　というと私は疑問を感じています。

「著名な医者」「名医」というイメージは、臨床現場での実績ではなく、自己アピールが上手だったり、製薬会社や、出版社などが営業戦略として勝手に作り上げていたりする場合もあるからです。

いわば「虚像」である実態は、関係者や患者の一部は知っていますが、犯罪行為ではないので、ほとんど表に出てこない情報なのです。

ブランド病院の落とし穴

大学病院や、名門とされるブランド病院には、がん患者が集まるので、手術件数などは群を抜いて多く、治療成績も一般病院よりも高い傾向にあります。

普通だと、その数字を見て患者が増える、という好循環のサイクルになっているのですが、ブランド病院で働く医者が、知られざる内幕を教えてくれました。

それは「再発、転移のリスクが高い患者は、受け入れないようにしている」という現実です。つまり、治療成績がよいのは「腕がよい、技術が高い」というより、「確実に手術や放射線治療で治せる患者に絞り込んだ結果」だったのです。これは複数の医者が証言しています。

また、長期間の入院になると、診療報酬が下がり経営を圧迫するため、患者をどんどん回転させる傾向になっています。これは、新規の患者が治療を受けやすくなる反面、入院患者が不安を残したまま、転院や退院を余儀なくされるという事態を引き起こしています。

特にブランド病院はこの傾向が強く、転院先については患者が自分で探すように要求するところもあるので、期待と現実のギャップが起きているのです。

また、ブランド病院の代表格である「がん研有明病院」では、大学病院から漢方薬に詳しい1人の消化器内科医を招いて「漢方サポート外来」を2006年に開設しました。

当時はブランド病院の漢方薬ということで、患者の信頼性が高く、年間3000人以上が受診していましたが、2017年に担当の医者が突然に退職。現在では週1回のみ外部の医者が細々と外来の対応をしています。

実は退職した医者は、『がん研有明病院で今起きている漢方によるがん治療の奇蹟』という著書を在職中に出版したのですが、極端な内容が問題となりました。そして高額な自費の漢方薬を病院とは関係のない銀座のクリニックで処方してもらうように患者へ伝えるなど、黒い噂が絶えませんでした。

これもまたブランド病院を信用する患者を利用した〝がんビジネス〟というべきでしょう。

治療法を決める前に、「がん治療の基礎知識」を得る

がんサバイバーの情報源を知ろう

長期がんサバイバーの共通点

がんを完治させた人、現在治療中の人も含めて「がんサバイバー」と呼ぶようになりました。治療技術が進んで、完全に治らなくても「がんと共存」しながら生きていく時代になったからでしょう。

かつて死亡者がもっとも多い肺がんの場合、ステージ4の患者は、残り時間を1ヶ月単位で考えるように、主治医から言われたものです。それが現在は、オプジーボのような免疫チェックポイント阻害薬や、イレッサのような分子標的薬の開発によって、ステージ4の患者が大幅に生存期間をのばすことができるようになっています。

抗がん剤は強い副作用のイメージがありますが、今では大きく様変わりして、仕事をしながら治療することも可能になりました。そういった「長期がんサバイバー」の方々を取材していると、ある共通点があることに気づきました。

まず、治療についての知識が豊富で、主治医と議論できるほど精通していること。そして、主治医と強い信頼関係を築いていることです。

正しい情報ソースを利用しよう

ぜひみなさんに知ってほしいのは、長期がんサバイバーの人たちの「情報源」です。基本情報は「診療ガイドライン」でした。これは、各臓器別の学会が、ウェブサイト版で無料公開しており、誰でも閲覧できます（プリントアウトは不可が多い）。調べたい部位を○部分に入れて、「○がん診療ガイドライン」と検索すると、簡単にデータが表示されるはずです。なお冊子版も医学系の書店で販売しています。

診療ガイドラインは、医師が治療で使用することを想定しているので、「クリニカル・クエスチョン」という、臨床現場の疑問に答える形式になっています。

これに加え、サバイバーの方々が使っている情報ソースは「海外がん医療情報リファレンス」という、欧米のがん関連学会や政府機関の最新情報をいち早く入手できるウェブサイトです。これを運営しているのは、医療翻訳者や医師、大学教授などで構成された、日本癌医療翻訳アソシエイツ（ＪＡＭＴ）です。

もっとも、こうした情報は、かなり専門性が高いので、基礎知識を得るのは、国立がん研究センターが運営する「がん情報サービス」が最適です。がん関連の情報を調べたい時は、このサイトの「検索窓」にキーワードを入力することを習慣づけるとよいでしょう。

主治医から治療の選択肢を提示された場合、こうしたサイトで基礎知識を身につけた上で判断しないと、正しい選択が難しくなります。

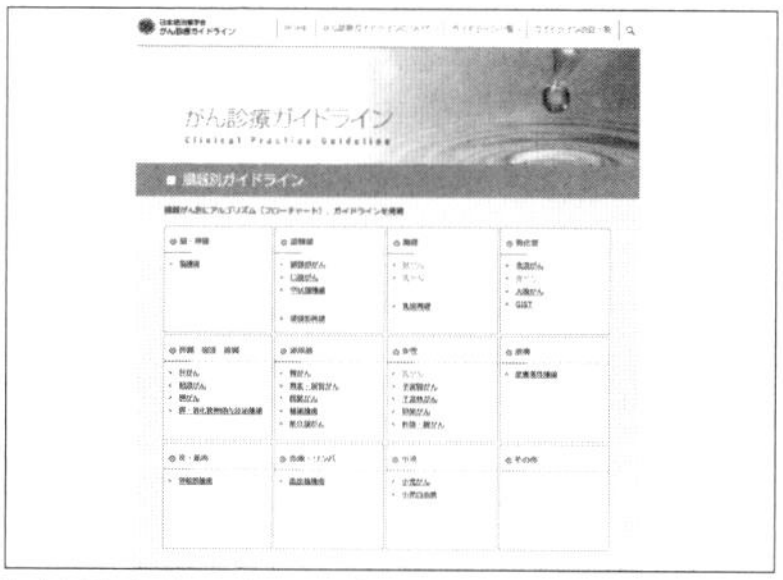

「がん診療ガイドライン」
www.jsco-cpg.jp

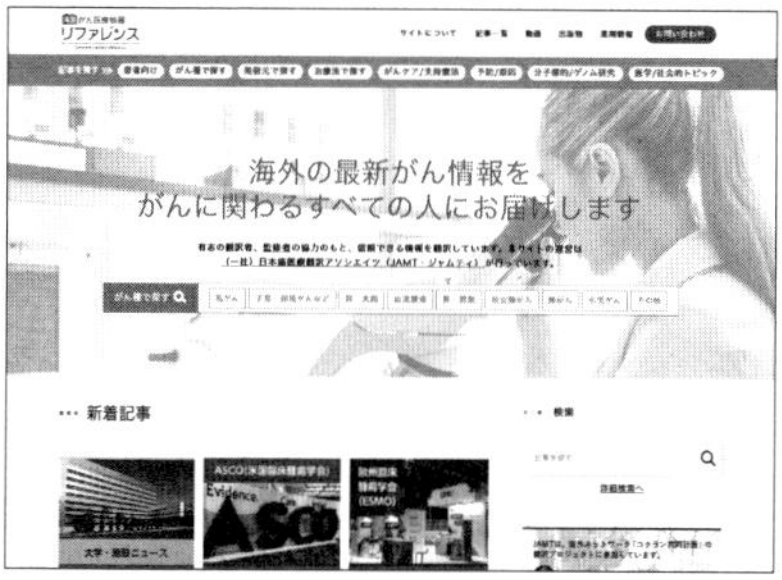

「海外がん医療情報リファレンス」(JAMT)
https://www.cancerit.jp/

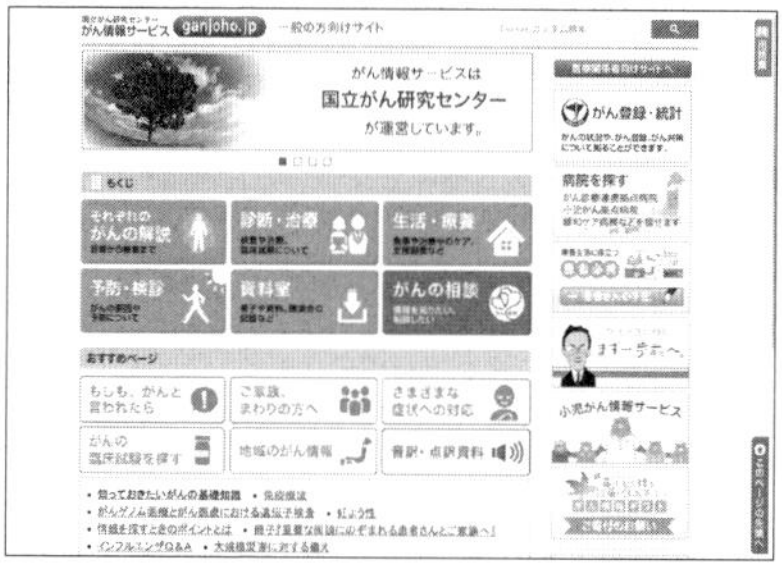

国立がん研究センターの「がん情報サービス」
https://ganjoho.jp/public/index.html

診察時は「質問メモ」を取り、
「録音」は臨機応変に
質問は箇条書きにして、
治療ノートを作ること

「質問は箇条書きメモ」、「治療ノート」を作る

がん患者の診察現場を取材して意外だったのが、聞きたい質問をしないまま、診察室を後にする人が多くいることです。限られた診察時間の中で、やらなければならないことが山ほどあるので、質問できるタイミングが帰り際しかないからでしょうか。

そこで提案したいのが、聞きたいことがある時は**「箇条書きのメモ」**にして、診察の前に主治医へ渡す方法です。（質問のコピーは必ず取りましょう）

口頭で質問を端的に伝えるのは難しいですし、主治医からすると、予め患者の疑問点を把握できているほうが効率よく対応できます。

注意したいのは、質問は短く要点を絞った箇条書きであること、項目は3つから多くても5つ以内に絞ること。長くなると、読むだけで時間が過ぎてしまいます。

そして、**「治療ノート」**は絶対に必要です。自作カルテ的なもので、診察前に主訴（身体に起きている症状など）などを書いておくと、整理して伝えることができるはずです。スマートフォンのメモ機能を利用するのもオススメです。

録音の目的を明確にする

がん治療の説明は、どうしても専門用語が多くなるので、一般の患者は一度聞いただけでは理解できないことが多いようです。それに普段とは違う心理状況なので、記憶も曖昧になりがちですから、必ずメモを取る習慣をつけましょう。

私は日常のインタビュー取材などで、必ず録音か録画を行います。メモは基本的に「キーワード」程度にとどめて、録音や録画の内容を後から聞き直したり、文字起こしをしたりするのですが、記憶していた内容と実際の言葉が、少し違っている場合が少なくありません。

がん治療の場合、いくつかの治療法から患者が選択する場面がありますので、録音機（ボイスレコーダー）を使うことは必要だと思います。

ただし、主治医に対して、「後で聞き直して、正確に理解したい」「家族で情報を共有したい」などの理由を伝えた上で録音すべきです。

仮に、主治医に承諾を得ずに録音していることが、何かの拍子にわかってしまうと、信頼関係はそこで壊れてしまうので、基本的には「隠し録音」はやめたほうがいいでしょう。
「肺がん患者の会ワンステップ」を主宰する長谷川一男さんによると、診察時の録音には、正確に説明を理解したいという人以外に、トラブルになった時の証拠を目的にしている人がいるようです。後者の目的で録音している人の場合、「医者を敵のように見ているので、信頼関係が築くことができない。結果として良い治療を受けられない、という悪循環に陥っている」と話していました。

交流がある医者7人に、診察時の録音について聞いてみると、全員が患者から申し出のある時は了承しているという答えが返ってきました。

一方で、あるがん患者は、主治医に録音を申し出たところ、露骨に嫌な表情を見せたと聞きました。医療過誤の裁判などが多くなり、自分の診療に自信がない医者は、どうしても身構えてしまい、録音を拒否する場合があるようです。

主治医に対して、どうしても不信感や疑念がある時は、証拠保全を目的に録音することも、やむを得ないかもしれませんが、それは最終手段と考えてください。

「患者会」で仲間を持ち、
相談相手を見つける
がん患者同士だからこそ、
わかりあえることがある

がん患者の孤独

がんを告知されると、多くの人が孤独感に苛まれます。

死が現実のものとなって、背後から迫ってくる恐怖感や不安。友人や家族に本音を打ち明ければ、心配されるのは目に見えているので、口を閉ざすでしょう。

精神的に追い詰められながら、病院や治療を選択し、仕事や経済的な問題も解決しなければなりません。目の前に広がる風景さえ、がんとわかる前とはまったく違って見えると聞きました。

誰にも、1／2の確率で訪れるその日——

ぜひ思い出してほしいことがあります。それは、あなたの本音に耳を傾けてくれる場所がいくつかあるということ。

がん治療に関わる様々な悩みについては、各地域の「がん診療連携拠点病院」に設置されている「相談支援センター」を訪ねてください。看護師やソーシャルワーカーに、まず話してみるところから、次の道筋が見えるかもしれません。

▼がん情報サービスサポートセンター（がん相談支援センターを紹介）
0570-02-3410　03-6706-7797

がん患者同士だからわかる思い

国立がん研究センターの調査によると、がんと診断された1年以内の自殺リスクは、一般の人よりも24倍も高いことがわかりました。

たとえ普段は気丈な人でも、がんと向き合うことは、想像を超えて精神的な負担がありります。そうした思いをわかち合えるのは、同じ経験をしたがん患者同士かもしれません。

「ピア・サポート」という言葉があります。直訳すると「仲間同士の支え合い」。がんの種別や、各地域で様々な患者会が活動しています。すべて任意団体なので、活動の方向性なども違います。各病院の実情、治療体験、副作用対策など、当事者によるリアルな情報交換の場としても利用できるはずです。

左記は、多くの患者団体が加盟する組織です。他にも地域の患者会、病院内の患者会などがあるので「がん相談支援センター」に連絡してください。

▼全国がん患者団体連合会（http://zenganren.jp/?page_id=98）

フェイク患者会にご用心

「再発転移がん情報」「家族と社会のがん闘病サポート」という見出しのウェブサイトがあります。運営は、非営利型一般社団法人の「あきらめないがん治療ネットワーク」という団体。

これだけをみると、一般的な患者会組織のように見えますが、代表理事を務めるのは、がん免疫細胞療法を行う自由診療クリニックの院長なのです。同サイトには、このクリニックの医師や治療法がさりげなく紹介されていました。

つまり、「再発転移」のがん患者を、クリニックに勧誘するために作られた〝フェイク患者会〟というべき組織なのです。

同様のウェブサイトは、この他にもたくさんありますので、運営組織を必ず確認してください。

◆障害年金

障害年金の対象に、がん患者の一部も含まれていることはご存知ですか？　初診日から１年６ヶ月以降に「人工肛門や新膀胱の造設」、「喉頭全摘出」などの機能障害に加えて、抗がん剤の副作用（倦怠感、末梢神経障害、貧血、下痢、嘔吐）なども障害年金が支給されることがあります。

「身体障害者手帳」が交付されると、税金の免除、運賃割引などの優遇措置を受けられます。適用されるには自ら申請することが必要です。

◆自由診療の費用は取り戻せる

早期乳がんの女性は手術後、再発予防のために自由診療クリニックの「免疫療法」を受けました。300万円以上の費用は全額自己負担、『費用の払い戻しはできません』という契約書にもサインしていたそうです。しかし、この「免疫療法」には効果がないことを新しい主治医から聞き、弁護士を入れて費用の大半を返還させました。

今後、同様のケースが増えていくと予想されます。

「消費者契約法」に、重要事項について事実と異なることを告げた場合は契約の取り消しが可能という条項があります。さらにエビデンスが乏しい医療であれば、医師の説明義務が通常より大きくなります。このケースは「免疫療法」に科学的な根拠がないことを説明されないまま、契約書にサインしていたので治療費の返還が実現できました。

付録 がん治療とお金の話

◆高額療養費制度

　がんと診断されると、外科手術、放射線治療、抗がん剤治療に加えて医薬品や入院費など、自己負担の３割分だけでも多額の費用負担になります。そこで活用したいのが、「高額療養費制度」。
※年齢や年収に応じて、自己負担の支払い上限額が異なります。

例：100 万円の医療費で、窓口負担（３割）で 30 万円かかる場合

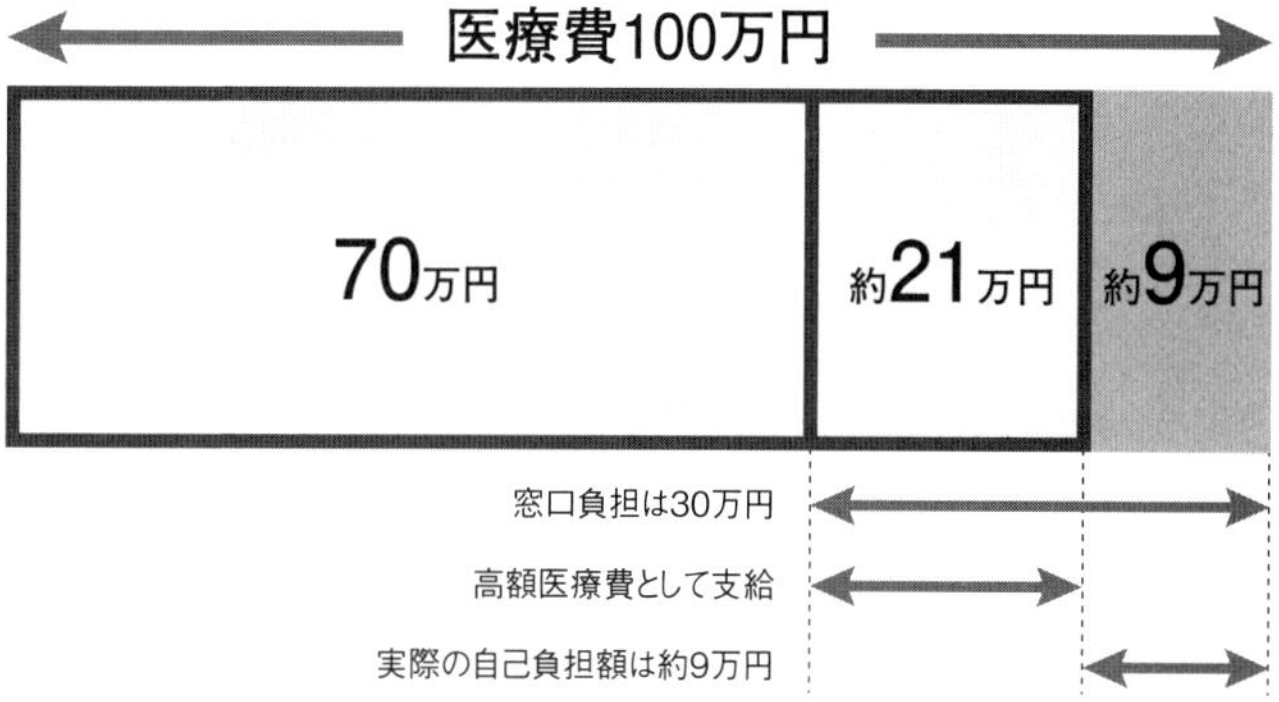

　通常は、３割分を窓口負担（立替払い）してから手続きすると、支払い上限額との差額が還付されます。「限度額適用認定証」を事前申請して利用すれば、窓口の支払いが自己負担額だけですみます。

おわりに

がん治療の問題に、私が深く関わるようになったのは、「イレッサ」という肺がん治療薬と一人の患者との出会いでした。

ステージ4の肺がん治療に、有効な抗がん剤がなかった当時、「劇的な効果の新薬がある」と噂がネットで広まり、2002年に世界で最初に日本で承認されたのが、イレッサです。

しかし、副作用による死亡が相次ぎ、遺族などが国と製薬会社を相手に「薬害」として損害賠償を求める裁判を提訴、販売中止を求める運動にまで発展しました。

さらに従来の抗がん剤との比較臨床試験で延命効果は証明されず、イレッサには「危険で効かない薬」の烙印が押されて、患者から敬遠されるようになったのです。

そうした中、私は肺がん検診の取材で偶然にイレッサの治療を受けていた男性（本書「はじめに」で紹介）から、肺がんが寛解するほど劇的な効果を経験したと聞きました。

また同じ頃、日本の医師たちが「がん細胞のEGFRという遺伝子変異が、イレッサの効果に関係している」ことを突き止め、ようやく臨床試験で高い延命効果を証明しました。けれども、裁判の係争中だったイレッサの報道はタブー視され、この情報は肺がん患者にすら届いていなかったのです。そこで私は、肺がん治療の現場を取材し、こうした事実をニュース番組の特集として伝えました。

現在、イレッサは肺がん治療の有効な第一選択肢として使われています。

ふり返ると、問題の本質は、ネットなどで増幅されて偏った情報と、現実のがん治療とのギャップであり、それは現在も変わっていません。

大半の人は、がん治療に詳しい知識を持たないまま、命を左右する治療法の選択などをすることになります。その時、錯綜する情報に惑わされないよう、本書が多少でもお役に立てることを願っています。

「取材者の視点で、がん治療の啓発書を書いてみないか」とご提案して下さった世界文化社の江種美奈子さんによって本書は実現しました。本当にありがとうございます。

そして、これまで取材にご協力していただいた、多くの患者と家族、医師、看護師、薬剤師、検査技師、病院関係者、そして私の取材活動を支援して下さった、すべての方々に心から感謝を申し上げます。

２０２０年３月　横浜にて　岩澤倫彦

［著者］**岩澤 倫彦**（いわさわ・みちひこ）
ジャーナリスト、ドキュメンタリー作家
ノーザンライツ・プロダクション代表
1966年、北海道札幌生まれ。報道番組ディレクターとして救急医療、脳死臓器移植などのテーマに携わり、「血液製剤のC型肝炎ウィルス混入」スクープで新聞協会賞、米・ピーボディ賞を受賞。著書に『バリウム検査は危ない1000万人のリスクと600億円利権のカラクリ』（小学館）、『やってはいけない歯科治療』（小学館新書）などがある。

ブックデザイン／井上新八
本文デザイン／松好那名（matt's work）
本文DTP／株式会社アド・クレール
人体イラスト／木下真一郎
校正／株式会社東京出版サービスセンター
協力／福寺美樹（ノーザンライツ）
編集／江種美奈子（世界文化社）

やってはいけない がん治療

発行日　2020年4月25日　初版第1刷発行

著　者――――岩澤倫彦
発行者――――秋山和輝
発　行――――株式会社世界文化社
〒102-8187　東京都千代田区九段北4-2-29
電話 03-3262-5118（編集部）
電話 03-3262-5115（販売部）

印刷・製本――――株式会社リーブルテック

ISBN978-4-418-20405-2